炎症性肠病临床诊治

主编 于庆功 杨子荣

科学出版社

北京

内 容 简 介

炎症性肠病病情迁延反复，治疗难度大。本书结合大量临床病例和编著者多年的诊疗经验，对炎症性肠病从微观（病理变化）到宏观（解剖结构）、从临床理化（检验、影像学、内镜检查）到疾病诊疗、从生理到心理、从内科治疗到外科治疗，以及对特色诊疗（中西医结合治疗）等各方面进行了系统的论述。书中还介绍了益生菌和粪菌移植、干细胞移植和选择性白细胞吸附、心理调节、机会性感染、炎症性肠病的妊娠期管理等内容。本书内容涉及炎症性肠病的基础知识、诊疗规范、指南共识意见解读等，内容深入浅出，适合从事消化内科临床诊疗的医护人员阅读。

图书在版编目（CIP）数据

炎症性肠病临床诊治 / 于庆功，杨子荣主编 . -- 北京：科学出版社，2024. 10.
ISBN 978-7-03-079512-0

Ⅰ . R516.1

中国国家版本馆 CIP 数据核字第 2024SM3923 号

责任编辑：李 玫 / 责任校对：张 娟
责任印制：吴兆东 / 封面设计：龙 岩

科 学 出 版 社出版
北京东黄城根北街 16 号
邮政编码：100717
http://www.sciencep.com

北京中科印刷有限公司印刷
科学出版社发行 各地新华书店经销

*

2024 年 10 月第 一 版 开本：720×1000 1/16
2025 年 1 月第二次印刷 印张：10 1/4
字数：190 000

定价：98.00 元
（如有印装质量问题，我社负责调换）

编著者名单

主　编　于庆功　杨子荣

副主编　郭娜娜　李芊蔚　王砚砚　朴莲淑

编著者　（按姓氏笔画排序）

丁晓茜　辽宁师范大学心理学院

于庆功　大连大学附属中山医院

于德鑫　大连大学附属中山医院

王　飞　大连大学附属中山医院

王　琳　大连大学附属中山医院

王　数　大连大学附属中山医院

王砚砚　大连大学附属中山医院

邓张勇　常德市第一人民医院

石晓丽　大连大学附属中山医院

卢发强　大连大学附属中山医院

兰宏伟　大连大学附属中山医院

朴莲淑　大连大学附属中山医院

曲　波　大连大学附属中山医院

吕　梅　大连大学附属中山医院

刘文飞　大连大学附属中山医院

刘茜羽　大连大学附属中山医院

李芊蔚　大连大学附属中山医院

杨　杨　大连大学附属中山医院

杨子荣　大连大学附属中山医院

吴雨佳　大连大学附属中山医院

迟　伟　大连大学附属中山医院

罗　磊　大连大学附属中山医院

郎绪龙　大连大学附属中山医院

赵丹丹　大连大学附属中山医院

郭娜娜　大连大学附属中山医院

崔力凤　大连大学附属中山医院

前　言

　　炎症性肠病是一组病因未明的慢性非特异性炎症性肠道疾病，主要包括溃疡性结肠炎和克罗恩病。据统计，目前全球超过 2000 万人受其影响，约占全球人口的 0.3%。随着城市化和社会经济的发展，我国居民的生活方式向工业化发达国家模式进行转变，导致我国炎症性肠病的发病率迅速上升。预计到 2050 年，中国将有 150 万炎症性肠病患者。炎症性肠病病情迁延反复，治疗难度大，治疗费用高昂，该病的发生发展不仅会严重降低患者生活质量、损害心理健康，而且会增加患者因病返贫、因病致贫的风险，极大加重社会经济负担。随着患病人数的激增，中国炎症性肠病的疾病负担越来越重，形势严峻。尽管我国各地医疗机构及临床医师对炎症性肠病越来越重视，但由于各地医疗水平参差不齐，有些地方诊疗经验相对不足，误诊误治常有发生，影响了治疗效果，甚至造成不必要的并发症。

　　编著者结合本单位积累的大量就诊病例和多年诊疗经验，从微观（病理变化）到整体（解剖结构）、从临床理化（检验、影像学、内镜检查）到疾病诊疗、从生理到心理、从内科治疗到外科治疗及特色诊疗（中西医结合治疗）等方面对炎症性肠病进行了系统的论述，理论和实际相结合，有助于临床医师针对每一位患者制订兼具规范化和个性化的诊断和治疗方案，从而提高广大患者的生存质量。

　　本书由大连大学附属中山医院消化内科、影像科、检验科、药剂科、病理科、中医科等具有丰富临床、教学和科研经验的医护人员作为主体编写完成。在编写过程中得到了常德市第一人民医院邓张勇医生和辽宁师范大学心理学院丁晓茜教授的大力支持，邓张勇医生提供了很多宝贵而清晰的图片，丁晓茜教授为本书中心理学相关内容的编写提供了重要的指导意见，使本书增色不少。

科学出版社编辑们在本书出版过程中付出了大量的辛勤劳动。在此一并对他们表示衷心的感谢。

  于庆功 主任医师

  杨子荣 副主任医师

  大连大学附属中山医院

  2024 年 6 月

目　录

第一章　胃肠道解剖

第一节　消化系统

消化管是一条自口腔至肛门的连续性管道，依次分为口腔、咽、食管、胃、小肠（包括十二指肠、空肠、回肠）和大肠（包括盲肠、阑尾、结肠、直肠）（图1-1）。各部位的管壁具有某些共同的分层规律，又各具与其功能相适应的特点。十二指肠以上的消化道（含十二指肠），通常称为上消化道，十二指肠以下的消化道则称为下消化道。

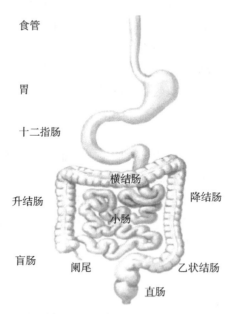

食管
胃
十二指肠
横结肠
升结肠
降结肠
小肠
盲肠
阑尾
乙状结肠
直肠

图 1-1　消化道的主要组成部分

一、消化系统组成

消化系统由消化管和消化腺两部分组成，其功能是消化食物，吸收营养，排除消化吸收后的食物残渣。咽与口腔还参与吞咽、呼吸和语言的活动。

消化腺分泌消化液，消化液中含有分解食物的各种酶。按消化腺体积的大小和位置不同，可分为大消化腺和小消化腺两种。大消化腺位于消化管壁外，成为一个独立的消化器官，所分泌的消化液经导管流入消化管腔内，如大唾液腺、胰和肝。小消化腺分布于消化管壁内，位于黏膜层或黏膜下层，如胃腺、肠腺等。

二、消化管管壁

消化管管壁（除口腔与咽外）由内向外依序分为黏膜层、黏膜下层、肌层、外膜（浆膜）。

1. **黏膜层** 由表面上皮、固有层和黏膜肌层组成，是消化管各段结构差异最大、功能最重要的部分。

（1）表面上皮：消化管两端（口腔、咽、食管和肛门）为复层扁平（鳞状）上皮，以保护功能为主，其余部分为单层柱状上皮，以消化、吸收功能为主。表面上皮与管壁内的腺体相连续。

（2）固有层：为疏松结缔组织，细胞成分较多，纤维较细密，毛细血管和毛细淋巴管丰富。胃、肠固有层富含腺体和淋巴组织。

（3）黏膜肌层：属于薄层平滑肌，其收缩可促进固有层腺体分泌物的排出和血液流动，有利于物质吸收和转运。

2. **黏膜下层** 为疏松结缔组织，其中含有小动脉、小静脉、淋巴管和神经丛（黏膜下神经丛，调节黏膜肌收缩和腺体分泌）；于食管和十二指肠，黏膜下层分别含有食管腺和十二指肠腺；于食管、胃和小肠，黏膜与黏膜下层形成突向管腔的皱襞。

3. **肌层** 食管上段和肛门处为骨骼肌，其余部分为平滑肌；多分为内环行、外纵行两层，其间有神经丛（肌间神经丛，调节肌层运动）。

4. **外膜（浆膜）** 由薄层结缔组织构成者称为纤维膜，分布于食管和大肠末段，与周围结构相连；由薄层结缔组织和间皮构成者称为浆膜，分布于胃、大部分小肠和大肠，表面光滑。

第二节　口与咽的结构

一、口腔的一般结构

口腔是指由牙、颌骨及唇、颊、腭、舌、口底、唾液腺等组织器官组成的功能性器官。口腔黏膜只有上皮和固有层，无黏膜肌层。上皮为复层扁平上皮，仅在硬腭部出现角化。固有层结缔组织突向上皮形成乳头，其中富含毛细血管，乳头及上皮内有许多感觉神经末梢。在口腔底部的上皮菲薄，通透性高，有利于某些物质的吸收。固有层下连接骨骼肌（唇、颊等）或骨膜（硬腭）。

二、舌

舌由表面的黏膜和深部的舌肌组成。舌肌由纵行、横行及垂直走行的骨骼肌纤维束交织构成。黏膜由复层扁平上皮与固有层组成。舌部黏膜内有许多淋巴小结，构成舌扁桃体。舌背部黏膜形成许多乳头状隆起，称舌乳头（丝状乳头、菌状乳头、轮廓乳头）。

三、牙

牙分三部分，露在外面的为牙冠，埋在牙槽骨内的为牙根，两者交界部为牙颈。牙由牙本质、牙釉质、牙骨质三种钙化的硬组织和牙髓软组织构成。牙根周围的牙周膜、牙槽骨骨膜及牙龈统称牙周组织。

四、咽

咽是消化管和呼吸道的交叉部位，分为口咽、鼻咽和喉咽（图1-2）三部分。咽是一个漏斗形肌性管道，位于第1～6颈椎前方，为呼吸道和消化道的共同通道。咽上起颅底，向下至环状软骨下缘与食管口相连，成年人咽全长约12cm。

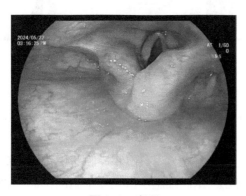

图1-2　喉咽

1. 黏膜层　由上皮和固有层组成。口咽表面覆以未角化的复层扁平上皮，鼻咽和喉咽主要为假复层纤毛柱状上皮。固有层的结缔组织内有丰富的淋巴组织及黏液性腺或混合性腺，深部有一层弹性纤维。

2. 肌层 由内纵行与外斜行或环形的骨骼肌组成，其间可有黏液性腺。

3. 外膜 为富含血管及神经纤维的结缔组织（纤维膜）。

第三节 食管和胃的结构

一、食管

食管起于环状软骨下缘，止于贲门，成年人食管全长 23 ～ 28cm，平均为 25cm。成年人从门齿到食管入口约 15cm，食管入口到贲门约 25cm，故从门齿到贲门全长约 40cm。食管的直径有很大的伸缩性，随年龄不同而宽度不一，成年人直径 2 ～ 3cm。食管有 3 个生理性狭窄：第一狭窄位于入口处，由环咽肌环绕食管呈收缩状，吞咽时可开放；第二狭窄位于主动脉弓和气管分叉处，约位于门齿至食管的 23 ～ 24cm 处，该处可见主动脉搏动；第三狭窄位于膈肌的食管裂孔处，但内镜通过一般均无困难，该处随呼吸运动而开合，即吸气时闭合，呼气时开大（图 1-3）。

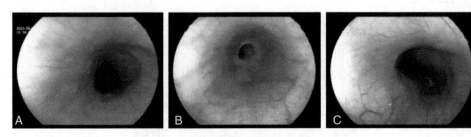

图 1-3 食管

A. 食管上段；B. 食管中段；C. 食管下段

食管壁自内向外分为黏膜层、黏膜下层、肌层和外膜四层结构。

（一）黏膜层

黏膜层由非角化鳞状上皮、固有层和黏膜肌层构成，食管鳞状上皮分为基底层、棘层及表面细胞层。基底细胞层占上皮细胞的 5% ～ 15%，1 ～ 3 层细胞厚，但在食管远端 3cm 范围内，基底层可稍微增厚达 15% 以上。黏膜固有层由疏松结缔组织组成，其内可见毛细血管、毛细淋巴管和黏液腺。固有层呈指状突入上皮内的部分称为固有层乳头，固有层乳头向上延伸不超过 50% ～ 75%，即乳头不应延伸至上皮上 1/3 的一半。食管黏膜肌层仅由纵行平滑肌组成，胃食管交界处食管黏膜肌层非常厚，超过胃黏膜肌层，活检时会被误认是固有肌层。

（二）黏膜下层

黏膜下层由疏松结缔组织构成，含小血管、淋巴管、黏膜下腺、黏膜下神经丛。食管黏膜下腺位于黏膜肌层的下层，散在分布于整个食管，在食管上段和下段区域更集中。黏膜下腺多为黏液腺，亦可伴有多少不等的浆液腺成分。黏膜下腺导管起始部被覆单层立方上皮，导管向上移行为复层鳞状上皮，穿过黏膜肌层和上皮，开口于食管腔内。

（三）肌层和外膜

食管固有肌层上 1/3 段为骨骼肌，下 1/3 段为平滑肌，中 1/3 段两者混合，环形与纵行肌层之间可见神经丛。食管只有胸段极少部分及腹段被覆浆膜，两者分别延续于胸膜和腹膜。大部分食管外表面被覆薄层结缔组织构成的纤维膜，称为外膜。

二、胃

食管与胃的连接处称贲门，正常为鳞柱状上皮交界处。有学者将胃与食管的连接线上下 2 ～ 3cm 范围称为贲门部。从贲门向胃大弯作一水平面，该平面上方称胃底部（穹窿部），胃窦和胃体的交界处称胃角，在胃镜下可见一弧形结构，称胃角切迹，为胃镜定位的标志。由胃角切迹向大弯水平划一线，其下方为胃窦部，其上方与胃底之间区域称胃体部，将胃体等分为 3 份，称胃体上部、中部和下部。胃窦与十二指肠的连接处称幽门，幽门前 2 ～ 3cm 区域称幽门前区（图 1-4）。

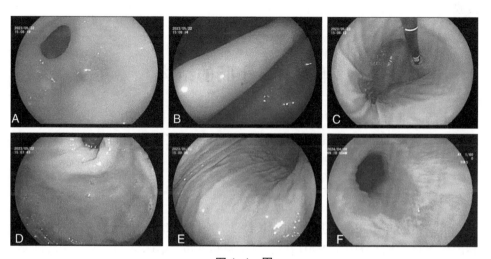

图 1-4　胃

A. 胃窦；B. 胃角；C. 胃体小弯；D. 胃底；E. 胃体大弯；F. 贲门

胃自内向外分为黏膜层、黏膜下层、肌层和浆膜四层结构。

（一）黏膜层

黏膜层包括小凹上皮、腺体、固有层和黏膜肌层。黏膜表层为胃小凹，由单层柱状黏液上皮内陷形成，细胞呈柱状，核圆形，位于基底部，可见单个不明显的核仁，胞质内含黏液。黏膜深层含腺体，其分泌物排入胃小凹底部。固有层是由网状纤维形成的纤维网格构成，还含有少量胶原纤维和弹性纤维。固有层内有大量紧密排列的管状腺，根据所在部位和结构不同，分为胃底腺（又称泌酸腺）、贲门腺和幽门腺。正常情况下，固有层内有时可见个别淋巴细胞、浆细胞、肥大细胞和嗜酸性粒细胞。固有层还含有毛细血管、小动脉及无髓神经纤维。胃不同区域腺体层的功能结构不同，贲门和幽门区域胃小凹约占胃黏膜厚度的1/2，腺体为黏液腺，排列疏松，其间有较丰富的固有层组织；胃底和胃体黏膜的小凹较短，不到胃黏膜厚度的1/4，小凹上皮和腺体之间可见颈黏液细胞，胃底腺呈分支管状而且排列紧密，由主细胞、壁细胞、干细胞和内分泌细胞组成。腺体下方为黏膜肌层。

（二）黏膜下层

黏膜下层位于黏膜肌层与固有肌层之间，构成胃皱襞的轴心，由较疏松的结缔组织构成，内含较粗的血管、淋巴管、神经纤维和黏膜下神经丛，有时可见脂肪细胞。

（三）肌层和浆膜

肌层较厚，一般由内斜行、中环行和外纵行三层平滑肌构成。环形肌在贲门和幽门部增厚，分布形成贲门括约肌和幽门括约肌。外膜为浆膜，即脏层腹膜。

第四节　小肠的结构

小肠是继胃部之后的消化道，由十二指肠、空肠、回肠三个部分构成，全长5～7m，迂回曲折贯穿于腹腔内。因其被固定于腹膜间，因此不会互相缠绕。

一、十二指肠

十二指肠介于胃与空肠之间，长约25cm；始末两端被腹膜包裹，属于腹膜内位器官；大部分固定于腹后壁，属于腹膜外位；整体呈"C"形，包绕胰头，分为上部、降部、水平部和升部（图1-5）。

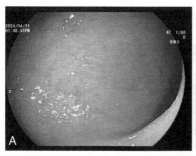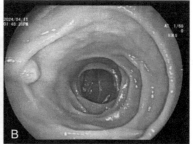

图 1-5　十二指肠

A. 十二指肠球部；B. 十二指肠降段，可见十二指肠乳头

（一）上部

上部长约 5cm，起自胃的幽门水平行向右后方，至肝门下方、胆囊颈的后下方，急转向下，移行为降部。十二指肠球部，十二指肠上部近侧与幽门相连接的一段肠管，长约 2.5cm，是十二指肠溃疡的好发部位。

（二）降部

降部长 7～8cm，起自十二指肠上曲，垂直下行于第 1～3 腰椎体和胰头的右侧，至第 3 腰椎右侧下端，弯向左行，移行为水平部，黏膜形成发达的环状襞。十二指肠大乳头，降部后内侧壁纵行皱襞下端的圆形隆起，是肝胰壶腹（Vater 壶腹）的开口处，距中切牙约 75cm。十二指肠小乳头，位于大乳头上方 1～2cm 处，副胰管的开口处。

（三）水平部

水平部长约 10cm，起自十二指肠下曲，横过下腔静脉和第 3 腰椎体前方，至腹主动脉前方、第 3 腰椎体左前方，移行至升部，肠系膜上、下静脉紧贴水平部前面下行。

（四）升部

升部仅 2～3cm，自水平部末端起始，斜向左上方，至第 2 腰椎体左侧转向下，移行为空肠。十二指肠悬韧带（Treitz 韧带）是由十二指肠悬肌和包绕其下段表面的腹膜皱襞构成，将十二指肠固定于腹后壁，是确定空肠起始的标志。

二、空肠和回肠

空肠和回肠相延续，两者间无明显界限（一般将系膜小肠的近侧 2/5 称为空肠，远侧 3/5 称为回肠），被小肠系膜悬系于腹后壁，合成为系膜小肠，有系膜附着的边缘称为系膜缘，其相对缘称为对系膜缘或游离缘。

空肠上端起自十二指肠空肠曲，回肠下端接续盲肠（图1-6）。

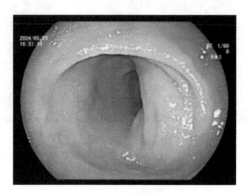

图1-6　回肠末端

黏膜固有层和黏膜下层含孤立淋巴滤泡、集合淋巴滤泡。

小肠存在区域性组织学差异，但其一般镜下结构基本相似，由四层结构组成，即黏膜层、黏膜下层、肌层和浆膜。

（一）黏膜层

小肠黏膜环形皱襞由黏膜层及其下的黏膜下层轴心构成，可以使小肠的表面积扩大，并具有一定的屏障作用。黏膜上皮分为绒毛部分和隐窝部分，小肠绒毛为表面上皮及固有层向肠腔内隆起形成的突起。正常小肠内绒毛高度与隐窝深度比值为（3～5）∶1。吸收细胞是小肠绒毛主要的上皮细胞类型，其他细胞包括杯状细胞、帕内特细胞、神经内分泌细胞和干细胞等。正常情况下小肠黏膜上皮内可见散在淋巴细胞。黏膜固有层是指位于黏膜肌层之上，围绕隐窝并向上延伸形成绒毛核心的结缔组织，由交织分布的胶原束和其他纤维结缔组织、成纤维细胞、平滑肌细胞、毛细血管、淋巴管和神经纤维构成。黏膜固有层还有丰富的淋巴细胞、浆细胞、巨噬细胞、肥大细胞和多少不等的嗜酸性粒细胞。黏膜肌层由弹性纤维和内环外纵两侧平滑肌构成。

（二）黏膜下层

黏膜下层位于黏膜肌层与固有肌层之间，排列疏松，细胞稀少，由胶原纤维、弹性纤维和成纤维细胞构成，含血管、淋巴管、神经纤维、黏膜下神经丛及散在的炎细胞。

（三）肌层和浆膜

固有肌层分为环行内层和纵行外层，两层肌束相互垂直。肌层外侧为浆膜下薄层疏松结缔组织，内有血管、淋巴管和神经分支，最外侧为外膜。外膜除部分十二指肠壁纤维膜外，其余均为浆膜。

第五节　大肠的结构

一、解剖结构

大肠是消化管的下段，长约 1.5m，全程围绕于空肠和回肠周围。大肠分为盲肠、阑尾、结肠、直肠、肛管。大肠的主要功能是吸收水分、维生素和无机盐；将食物残渣形成粪便，排出体外（图 1-7）。

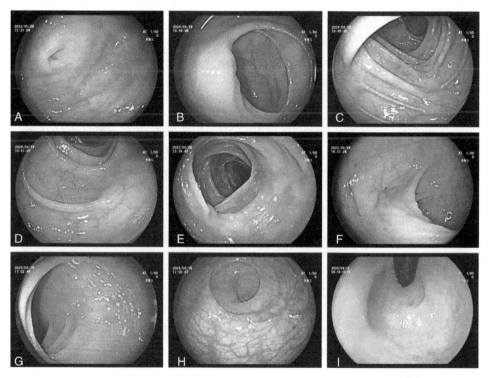

图 1-7　大肠

A. 阑尾开口；B. 盲肠；C. 升结肠；D. 肝曲；E. 横结肠；F. 脾曲；G. 乙状结肠；H. 直肠；I. 直肠倒镜

（一）盲肠

盲肠位于右髂窝内，为大肠起始部，盲囊状，上行延续为升结肠，左侧与回肠连接，自盲端至与回肠连接处，长 6 ~ 8cm，属于腹膜内位器官，回盲口下方约 2cm 处有阑尾开口。

（二）阑尾

阑尾是由盲肠下端后内侧壁向外延伸的细管状器官，盲端游离，一般长 5 ~ 7cm，管腔狭窄（0.5 ~ 1.0cm）。阑尾系膜呈扇形，含血管、神经、淋巴管和淋巴结等。阑尾的位置通常与盲肠一起位于右髂窝内。

（三）结肠

结肠位于盲肠与直肠之间，分为升结肠、横结肠、降结肠、乙状结肠。升结肠长约 15cm，位于右髂窝，起自盲肠上端，沿腰方肌和右肾前面上升至肝右叶下方，折向左前下方移行于横结肠，该转折处称为结肠右曲。升结肠为腹膜间位器官，无系膜，贴附于腹后壁。横结肠长约 50cm，起自结肠右曲，向左略呈弓形弯曲横行至左季肋区，在脾脏面下分处转折成结肠左曲，向下续于降结肠。横结肠为腹膜内位器官。降结肠长约 25cm，起自结肠左曲，沿左肾外侧缘和腰方肌前面下降，至左髂嵴处续于乙状结肠。降结肠为腹膜间位器官，无系膜。乙状结肠长约 40cm，于左髂嵴处起自降结肠，沿左髂窝转入盆腔，至第 3 骶椎平面续于直肠，腹膜内位器官，由乙状结肠系膜连于盆腔左后壁。

（四）直肠

直肠位于盆腔下部，全长 10～14cm，于第 3 骶椎前方，起自乙状结肠，沿骶尾骨前面下行，移行于肛管，直肠上端与乙状结肠交接处以下的肠腔显著膨大，称直肠壶腹，直肠横襞 3 个，由直肠壁环形肌和黏膜构成，内面有上、中、下横襞。

（五）肛管

肛管长 3～4cm，上续直肠，下端终于肛门，被肛门括约肌包绕，平时处于收缩状态，控制排便。

二、组织结构

整个结肠的组织结构基本相似，由黏膜层、黏膜下层、肌层和浆膜组成，左、右半结肠存在一些组织学特征差异。

（一）黏膜层

黏膜层为柱状上皮构成的隐窝结构，隐窝基底部与黏膜肌层毗邻，并与之垂直排列，呈"试管架"样外观。结肠上皮含 5 种不同的细胞类型，包括吸收上皮细胞、杯状细胞、神经内分泌细胞、帕内特细胞和 M 细胞。结肠活检必须标明部位，以免将右半结肠正常的黏膜上皮内淋巴细胞（IEL）密度误诊为淋巴细胞性肠炎。黏膜固有层包绕结肠隐窝，固有层包含炎症细胞和间质细胞。黏膜肌层为薄层平滑肌，黏膜肌层明显增生通常认为是黏膜慢性损伤的特征之一。

（二）黏膜下层

黏膜下层由疏松排列的平滑肌束、纤维弹性组织和脂肪组成，其间可见神经纤维、黏膜下神经丛、血管和淋巴管。

（三）肌层和浆膜

固有肌层分为内外两层，内环外纵，其间可见神经丛。固有肌层下方是浆膜下层的纤维血管脂肪组织，外膜为纤维膜或浆膜，是否被覆浆膜取决于结肠的具体解剖部位。盲肠、横结肠、乙状结肠属于腹膜内位器官，肠管外表面几乎全被腹膜覆盖。升结肠、降结肠、直肠上部为腹膜间位器官，肠管外表面部分被腹膜覆盖。直肠中下部为腹膜外位器官，没有或仅有少量腹膜覆盖。

第二章　正确认识炎症性肠病

炎症性肠病（inflammatory bowel disease，IBD）是一组病因尚未阐明的慢性非特异性肠道炎症性疾病。包括溃疡性结肠炎（ulcerative colitis，UC）和克罗恩病（Crohn's disease，CD）。

第一节　溃疡性结肠炎

溃疡性结肠炎属于炎症性肠病范畴，是一种多种病因引起的、异常免疫介导的肠道慢性及复发性炎症，主要累及直肠及结肠黏膜，有终身复发倾向。

顾名思义，UC 病变主要发生在结直肠。结直肠是人体消化管的一部分，有吸收、分泌等功能。正常的结直肠内镜下呈橘红色，有明显光泽，黏膜层薄，黏膜下血管纹理清楚可见，呈鲜红色树枝状分枝，逐渐变细，细小分枝之间相互吻合成网状。而 UC 病变多局限在黏膜层及黏膜下层，呈连续性弥漫性分布，活动期肠壁黏膜固有层内弥漫性中性粒细胞、淋巴细胞、浆细胞、嗜酸性粒细胞浸润，可见黏膜糜烂、溃疡（图 2-1，图 2-2）。

一、发病率

UC 的发生率和发病地区的经济发展状况密切相关，随着社会经济的发展呈增高趋势，欧洲和北美等发达地区的患病率高于亚洲和中东地区。2018年，统计数据显示，在过去的 20 年间西方发达国家 UC 的发病率和患病率趋于平稳，处于一个平台期，而非西方国家的发病率和患病率存在增长趋势，以南美和东亚最为明显。在我国，UC 的患病率约为 11.6/10 万。该病最常发生于青壮年，我国资料显示，UC 发病高峰年龄为 20 ～ 49 岁，性别差异不明显。

二、病因

目前认为 UC 的发病由环境、遗传、感染和免疫多种因素相互作用所致。

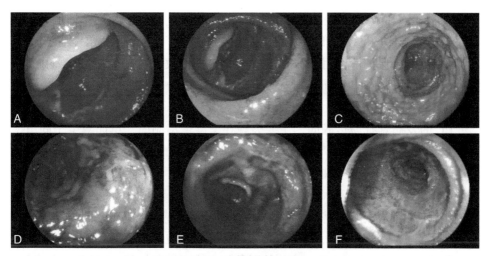

图 2-1 溃疡性结肠炎电子肠镜检查（治疗前）

A. 盲肠；B. 升结肠；C. 肝曲；D. 脾曲；E. 乙状结肠；F. 直肠

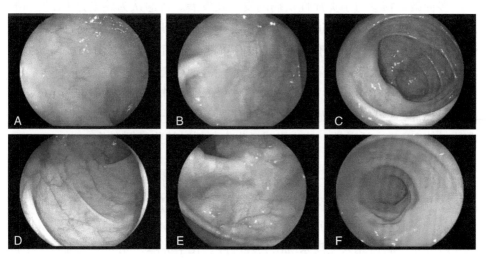

图 2-2 溃疡性结肠炎电子肠镜检查（治疗 4 年后）

A. 回肠末端；B. 阑尾开口；C. 盲肠；D. 肝曲；E. 乙状结肠；F. 直肠

（一）环境

饮食、吸烟、卫生条件、生活方式或暴露于某些不明因素，都是可能的环境因素。近几十年来，全球的 UC 发病率持续增高，这一现象首先出现在社会经济发达的北美、北欧。UC 以往在我国少见，随着我国经济的发展，UC 现已成为常见疾病，由此提示环境因素发挥重要的作用。有研究指出，动物蛋白、亚油酸、糖、脂肪的过多摄入会增加 UC 的风险和复发。膳食纤维的摄入减少、加工食物和饱和脂肪酸的摄入增加认为与 UC 的发病有关。相反，增加蔬菜、水果等高纤维饮食可以降低该病的发生风险及进展。另有研究显示，适当饮茶或咖啡对 UC 有保护性作用。可以看出，生活方式的改变对 UC 有着重要的影响，但其影响机制仍待进一步研究。

（二）遗传

UC 的发病具有遗传倾向，主要表现在家族聚集倾向、单卵双生子同患率高于双卵双生子、种族发病率不同等。一般认为白种人的 UC 发病率高于非白种人，发达国家的发病率高于发展中国家。有研究显示，移民人群从低发病率地区到高发病率地区的风险和非移民人群相似，这说明遗传因素在 UC 的发病中有一定的影响作用。目前有关基因谱的研究发现，多个基因易感区及易感基因与 UC 相关，相关基因有 *TNFSF15*、*IL23R*、*Ip36*、*21q22*、*IL12B*、*DLG5*、CARD15（*NOD2*）、多药耐药基因 1（*MDR1*）等。这些基因及其表达产物参与了 UC 的发生及发展。

（三）感染

多种微生物参与了炎症性疾病的发生及发展。普遍认为感染是 UC 发病的启动因子，可继发引起肠道免疫反应和炎症反应，但至今还未发现直接或特异性的病原体及感染因子。有研究显示 UC 可能与细菌（如结核分枝杆菌、大肠埃希菌、难辨梭状芽孢杆菌、志贺菌等）、病毒（巨细胞病毒、麻疹病毒、EB病毒）及致病寄生虫等有关。这些微生物及其毒素作用于机体引起与 UC 相似的肠道炎症，表明微生物感染是 UC 的重要病因之一。临床上观察到肠道细菌滞留易使 UC 进入活动期，抗生素或微生态制剂对某些病例有益。

（四）免疫

免疫屏障的损害是 UC 发病的重要因素，正常肠黏膜免疫系统具有抵御致病因子及耐受肠道非致病菌的作用，肠黏膜屏障受损，肠道内容物中的抗原物质刺激肠黏膜免疫系统，产生一系列免疫反应。UC 涉及先天免疫及获得性免疫反应异常。肠道先天免疫系统由物理屏障、化学屏障、先天免疫细胞（单核细胞、巨噬细胞、树突细胞、中性粒细胞等）及其产物（细胞因子、趋化因子）组成，可防止微生物的入侵、激活并调节获得性免疫反应。

三、临床表现

临床表现为持续或反复发作的腹泻、黏液脓血便，伴有腹痛、里急后重和不同程度的全身症状。病程常呈慢性经过，发作期与缓解期交替，少数病例可症状持续并逐渐加重。

（一）消化系统表现

1. 腹泻与黏液脓血便　见于大部分患者，是判断疾病是否处于活动期的重要依据。腹泻主要与炎症导致大肠黏膜对水、钠吸收障碍及结肠运动功能失常有关，黏液脓血便是本病活动期的重要表现，系黏膜炎性渗出、糜烂及溃疡所致。大便的次数及便血的程度与病情严重程度相关，轻者排便每日 2 ~ 4 次，便血轻或无；重者大于每日 10 余次，常见脓血，甚至大量便血。极少数病变发生在直肠或乙状结肠者可表现为便秘。

2. 腹痛　轻者可无腹痛或仅有腹部不适。一般诉有轻度或中度腹痛，多为左下腹或下腹部阵发性疼痛，常伴有里急后重，便后腹痛缓解。

3. 其他症状　可有腹胀，严重病例有食欲缺乏、恶心、呕吐。

（二）全身症状

发热常见于中、重度活动期患者，病情比较严重或有并发症者可以出现高热。营养不良如衰弱、消瘦、贫血、低蛋白血症等情况一般出现在病情重、病程持续的患者。

（三）肠外表现和并发症

常见的肠外表现有关节损伤（如外周关节炎、骶髂关节炎、强直性脊柱炎）、皮肤黏膜表现（口腔复发性溃疡、结节性红斑、坏疽性脓皮病）、眼部病变（虹膜炎、前葡萄膜炎、巩膜炎）、肝胆疾病（原发性硬化性胆管炎、脂肪肝、胆石症等）、血栓栓塞性疾病等（图 2-3 ~ 图 2-6）。

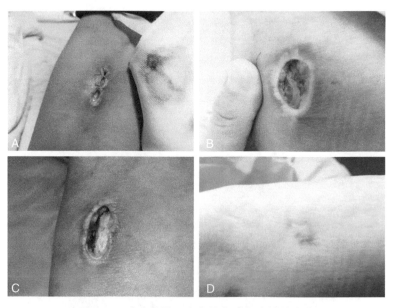

图 2-3　溃疡性结肠炎合并右臂坏疽性脓皮病
A. 自行缝合皮损；B. 拆除缝线；C. 清创消毒；D. 治疗后愈合

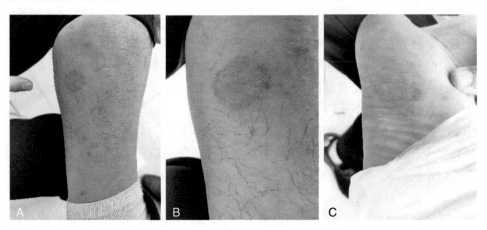

图 2-4　溃疡性结肠炎合并结节性红斑

A. 左下肢皮损（远观）；B. 左下肢皮损（近观）；C. 同时合并左足底皮损

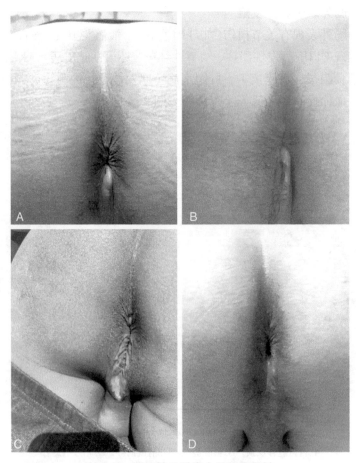

图 2-5　溃疡性结肠炎合并肛周脓肿

A. 肛周脓肿初始米粒样隆起；B. 肛周脓肿逐渐严重；C. 肛周脓肿切开引流术后；D. 治疗后愈合

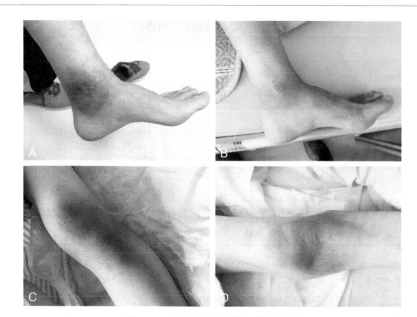

图2-6 溃疡性结肠炎合并关节炎
A.左足关节炎（治疗前）；B.左足关节炎（治疗后）；C.左膝关节炎（治疗前）；D.左膝关节炎（治疗后）

四、诊断和鉴别诊断

（一）诊断标准

UC缺乏诊断的金标准，主要结合临床表现、实验室检查、影像学检查、内镜检查和组织病理学表现进行综合分析，在排除感染性和其他非感染性结肠炎的基础上进行诊断。若诊断存在疑虑，应在一段时间（一般是6个月）后进行内镜及病理组织学复查。

（二）鉴别诊断

1. **急性感染性肠炎** 多见于各种细菌感染，如志贺菌、空肠弯曲杆菌、沙门菌、产气单胞菌、大肠埃希菌等，常有流行病学特点（如不洁饮食史或疫区接触史），急性起病伴有发热、腹痛等症状，具有自限性，抗生素治疗有效，粪便检出病原体可确诊。

2. **阿米巴肠病** 有流行病学特征，果酱样粪便，结肠镜下见溃疡较深、边缘潜行，间以外观正常的黏膜，确诊有赖于从粪便或组织中找到病原体。

3. **肠道血吸虫病** 有疫水接触史，常有肝脾大，粪便检查可发现血吸虫卵、孵化毛蚴阳性。

4. **克罗恩病** 一般脓血便少见，常见症状为腹痛、腹泻，可累及消化道的任何部位，多见于末端回肠，结肠镜检查下表现为黏膜呈现铺路石样改变（表2-1）。

表 2-1　UC 与结肠 CD 的鉴别

内容	UC	CD
症状	脓血便多见	有腹泻，但脓血便较少见
病变	病变连续	呈节段性
直肠受累	绝大多数	少见
肠腔狭窄	少见，中心性	多见，偏心性
内镜表现	溃疡较表浅，黏膜弥漫性充血水肿、颗粒样、脆性增加	纵行溃疡、黏石样外观，病变间黏膜外观正常（非弥漫性）
活体组织检查特征	固有层全层弥漫性炎症反应、隐窝脓肿、隐窝结构明显异常、杯状细胞减少	裂隙状溃疡、非干酪性肉芽肿、黏膜下层淋巴细胞聚集

5. 缺血性肠炎　一般见于高龄人群，尤其有心血管疾病的人群。可有肠系膜血栓形成。多见于左半结肠，典型表现为腹痛、腹泻、便血，内镜下表现为肠黏膜瘀斑、充血水肿、糜烂，多为节段性分布，直肠很少受累。

6. 大肠癌　多见于中年以后，表现为大便习惯改变、大便隐血阳性，癌症后期可表现为消瘦、乏力、营养不良，结肠镜检查及病理活检可明确。

7. 肠易激综合征　多见于年轻男性，症状表现为腹痛、腹胀、大便次数增多、粪便中有黏液，但无脓血，结肠镜检查无器质性病变。

五、疾病评估与疗效评价

UC 诊断成立后，需全面估计病情和预后，制订治疗方案。

（一）临床类型

分为初发型和慢性复发型。初发型指无既往病史，首次发作；慢性复发型指临床缓解期再次出现症状，临床上最常见。

（二）病变范围

推荐采用蒙特利尔分型，该分型有助于癌变危险性的估计和监测策略的指定，亦有利于治疗方案的选择（表 2-2，图 2-7）。

表 2-2　UC 病变范围的蒙特利尔分型

分型	分布	结肠镜下所见炎性病变累及的最大范围
E1	直肠	局限于直肠，未达乙状结肠
E2	左半结肠	累及左半结肠（脾曲以远）
E3	广泛结肠	广泛病变累及脾曲以近乃至全结肠

E1：直肠型　　　　　　　　　E2：左半结肠型　　　　　　　E3：广泛结肠型

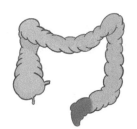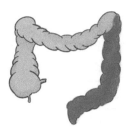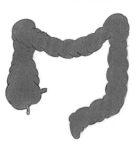

图 2-7　溃疡性结肠炎蒙特利尔分型

（三）病情分期

可分为活动期和缓解期。很多患者在缓解期可因饮食失调、劳累、精神刺激、感染等症状加重，使疾病转为活动期。

（四）疾病严重程度

UC 疾病严重程度评估，需要结合临床评分和内镜评分。临床评分建议采用改良 Truelove 和 WItts 疾病严重程度分型（表 2-3）和改良 Mayo 评分（表 2-4）。临床 UC 的内镜评分建议采用 Mayo 内镜评分（表 2-5），临床研究 UC 内镜评分建议采用溃疡性结肠炎内镜下严重程度指数（ulcerative colitis endoscopic index of severity，UCEIS）（表 2-6）。

表 2-3　改良 Truelove 和 WItts 疾病严重程度分型

严重程度分型	血排（次/日）	脉搏（次/分）	体温（℃）	血红蛋白	红细胞沉降率（mm/h）	C 反应蛋白（mg/L）
轻度	< 4	< 90	< 37.5	> 115	< 20	正常
中度	4 ～ 6	≤ 90	≤ 37.8	≥ 105	≤ 30	≤ 30
重度	≥ 6	> 90	> 37.8	< 105	> 30	> 30

表 2-4　评估 UC 活动性的改良 Mayo 评分系统

项目	0 分	1 分	2 分	3 分
排便次数 [a]	正常	比正常增加 1 ～ 2 次/日	比正常增加 3 ～ 4 次/日	比正常增加 5 次/日或以上
便血 [b]	未见出血	少于半数时间出现便中混血	大部分时间内为便中混血	一直存在出血

续表

项目	0分	1分	2分	3分
内镜	正常或无活动性病变	轻度病变（红斑、血管纹理减少、轻度易脆）	中度病变（明显红斑、血管纹理缺乏、易脆、糜烂）	重度病变（自发性出血、溃疡形成）
医师总体评价 ᶜ	正常	轻度病情	中度病情	重度病情

注：ᵃ 每位受试者作为自身对照，从而评价排便次数的异常程度；ᵇ 每日出血评分代表一天中最严重的出血情况；ᶜ 医师总体评价包括 3 项标准：受试者对于腹部不适的回顾、总体幸福感和其他表现，如体格检查发现和受试者表现状态；总评分≤2 分且无单个分项评分＞1 分为临床缓解，3～5 分为轻度活动，6～10 分为中度活动，11～12 分为重度活动；有效定义为评分相对于基线值的降幅≥30% 及评分降幅≥3 分，且便血的分项评分降幅≥1 分或该分项评分为 0 或 1 分

表 2-5 溃疡性结肠炎 Mayo 内镜评分

评分	内镜下表现
0分	正常或缓解期
1分	轻度活动期：红斑，血管纹理模糊，黏膜轻度易脆性
2分	中度活动期：明显红斑，血管纹理消失，黏膜易脆、糜烂
3分	重度活动期：溃疡形成，自发性出血

表 2-6 溃疡性结肠炎内镜下严重程度指数评分系统

指标	评分	内镜下表现
血管纹理	正常（0分） 斑块状消失（1分） 完全消失（2分）	正常血管纹理，毛细血管清晰 血管纹理模糊或斑块状缺失 血管纹理完全消
出血	无（0分） 黏膜渗血（1分） 肠腔内轻度出血（2分） 肠腔内中重度出血（3分）	无血迹 黏膜表面少量血凝块，易于清除 肠腔内少量游离血性液体 肠腔内血性液体，直接或冲洗后可见黏膜出血
糜烂和溃疡	无（0分） 糜烂（1分） 浅表溃疡（2分） 深溃疡（3分）	黏膜正常，无糜烂或溃疡 ≤5mm 黏膜缺损，白色或黄色糜烂，边缘平坦 ＞5mm 黏膜缺损，表浅溃疡，纤维蛋白覆盖 深溃疡，边缘隆起

六、并发症

（一）中毒性巨结肠

中毒性巨结肠多发生在重症患者，此时结肠病变广泛严重，累及肠道的肌层及肠壁神经丛，肠壁张力减退，肠内容物及大量气体积聚，引起急性结肠扩张，一般以横结肠为最重，容易引起急性的肠穿孔，预后差。

（二）直肠结肠癌变

直肠结肠癌变多见于广泛性结肠炎、从小起病而病程较长者，癌变的原因主要是 UC 呈慢性病程，患者形成"溃疡—溃疡瘢痕—溃疡"的反复病程，愈合、复发的反复过程中细胞不断增殖修复，因此增加了癌变的可能，所以该病需积极治疗，定期随诊，警惕癌变出现。

（三）肠道出血

肠道出血是一种比较常见的并发症，肠道出血量比较少时，一般仅需积极的对症治疗，包括止血、抗炎、控制出血量。如果出血量较大，需要进行药物止血或者内镜下手术干预控制出血。长时间便血，患者会出现贫血，表现为精神不振、乏力、头晕等。

（四）肠道穿孔

肠道穿孔是最严重、最危急的并发症之一，虽然并不多见，但一旦穿孔，患者会表现为突发性腹痛、腹肌紧张、血压降低、发热等症状，应当及时到医院就诊，必要时需要急诊手术止血。

七、治疗目标

UC 是一种慢性复发性肠道炎症性疾病，病程迁延，给患者带来了沉重的生理、心理和经济负担。基于症状缓解并不能改变 UC 的自然病程，近年来黏膜愈合被作为 UC 的主要治疗目标。UC 的组织学病变主要包括急性病变及慢性病变。①急性病变：炎性浸润（黏膜固有层多种炎症细胞浸润、隐窝炎、隐窝脓肿、基底部浆细胞和淋巴细胞增多、间质改变）、黏膜糜烂、溃疡。②慢性病变：黏膜结构破坏（隐窝扭曲分枝、拉长、萎缩或缺失）、上皮破坏（潘氏细胞化生、杯状细胞或细胞内黏液减少）。目前尚无组织学缓解的统一定义。在 2007 年，国际炎症性肠病组织（International Organization of Inflammatory Bowel Disease，IOIBD）接受"组织学缓解"这一概念，并将其定义为隐窝和固有层不存在中性粒细胞；基底层不存在浆细胞，理想情况下固有层浆细胞减少至正常；固有层嗜酸性粒细胞数量正常。一项纳入 646 例 UC 患者的回顾性研究显示，使用 Riley 评分（Riley score，RS）评价组织学缓解情况，多变量分析发现 10% 组织学正常的患者临床复发率显著降低，在 310 例临床缓解患者中，

25%的患者在16个月中位时间后出现临床复发。因此，目前认为组织学缓解比内镜下黏膜愈合能更好地反映UC炎症活动，预测疾病复发。

第二节　克罗恩病

CD是一种病变可累及全消化道，以末段回肠及其邻近结肠为主的慢性非特异性炎性肉芽肿性疾病，随着居民生活水平的提高和饮食结构的改变，CD的发病率呈现逐年上升的趋势，且其诊断方法和治疗手段亦在不断更新。

内镜检查的典型表现是肠管节段性受累、卵石样外观，肠黏膜溃疡、充血水肿和肠壁增厚伴不同程度狭窄等，病变间黏膜可完全正常（图2-8），如果是手术后病情复发，常表现为肠吻合口溃疡（图2-9）。

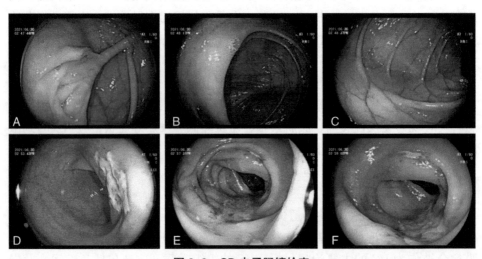

图2-8　CD电子肠镜检查

A. 阑尾开口；B. 盲肠；C. 肝曲；D. 脾曲降结肠侧；E. 降结肠；F. 降结肠

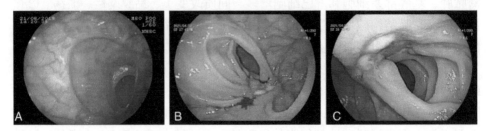

图2-9　CD回肠末端穿孔术后

A. CD穿孔术后5年复查，回结肠吻合口愈合良好；B. 停用生物制剂治疗2年后回结肠吻合口溃疡（远观）；C. 停用生物制剂治疗2年后回结肠吻合口溃疡（近观）

一、发病率

亚洲地区克罗恩病共识指出，虽然亚洲地区 IBD 的发病率还没有达到西方国家的水平，但 CD 患病人数日益增加，使得 CD 已成为一种全球性疾病。出现这种现象的原因目前尚未明确，可能与经济社会因素、饮食习惯改变等因素相关，而肺结核和病毒性肝炎等传染病高发，使糖皮质激素、免疫抑制剂的应用存在限制。CD 发病部位以回盲部最多见，最常发生于青年期，男性略多于女性，并发症方面与西方国家无明显差异。

二、病因

CD 是病因不明的慢性炎症性疾病，发病机制尚未明确，可能与环境相互作用、遗传易感性、肠道微生态、抗生素滥用、吸烟等不良生活习惯有关。

三、临床表现

腹泻、腹痛、体重减轻是 CD 的常见症状，其他症状取决于病变累及部位与严重程度，可伴发热、食欲缺乏、疲劳、贫血的全身表现，可有关节、皮肤、黏膜、眼、肝胆等器官受累的肠外表现，可伴有肛周病变（肛周脓肿、肛周瘘管、皮赘、肛裂等）、瘘管形成、腹腔脓肿、肠腔狭窄和肠梗阻、消化道出血、穿孔等并发症。由于肛周病变较其他表现发病率高，且少部分 CD 患者以肛周脓肿和肛周瘘管为首诊表现，故强调如伴有肛周病变应高度疑为本病。与 UC 患者相比，肠外表现在 CD 患者中更常见（特别是结肠 CD 患者）。

肠镜检查与黏膜活检：结肠镜检查和黏膜组织活检是 CD 诊断的主要依据。首先，CD 早期内镜下表现为阿弗他溃疡，病情进展后溃疡增大加深，相互融合形成纵行溃疡；相对特异的内镜下表现为鹅卵石样改变、肠壁增厚且伴不同程度狭窄、团簇样息肉增生等。其次，为明确 CD 胃肠道受累情况需采用有关内镜检查，以便为诊断提供更多有利证据并进行疾病评估。小肠胶囊内镜检查对发现异常小肠黏膜高度敏感，但特异性低，且发生滞留的风险大，故主要适用于结肠镜及小肠放射影像学检查阴性但临床上高度怀疑 CD 者。小肠镜检查是一种侵入性检查，可取活检和内镜下治疗，主要适用于对小肠病变进行确认及鉴别者，或 CD 已确诊需要小肠镜检查以指导或治疗者。胃镜检查可了解上消化道受累情况，有助于 UC 与 CD 鉴别，影响治疗策略，被列为 CD 的常规检查。

对于黏膜活检，强调多段、多点取材。CD 病理学诊断标准，即通常需要观察到 3 种以上特征性表现（无肉芽肿时）或观察到非干酪样肉芽肿和另一种特征性光学显微镜下表现，且需要同时排除肠结核等。局灶性的慢性炎性反应、局灶性隐窝结构异常和非干酪样肉芽肿是 CD 黏膜活检特征性表现。

四、早期诊断性生物标志物

内镜和病理检查仍然是目前 CD 诊断和监测的金标准。生物标志物是一种非侵入的快速检测方法，可用于检出早期病例，判断疾病活动、预后及评估患者炎症程度，易被患者接受。目前，尚需研发具有足够敏感度和特异性的非侵入性措施协助诊断 CD，尤其是早期患者。传统的生物标志物如 C 反应蛋白（C-reactive protein，CRP）、红细胞沉降率、白蛋白、血常规等特异性较低，且这些生物标志物在 CD 和 UC 患者之间的敏感性不同，与治疗后疾病的活动度和黏膜愈合率相关性较差。因此，需要开发新的生物标志物，以更好地预测治疗后早期应答，从而为患者提供更及时有效的治疗。抗酿酒酵母菌抗体（anti-Saccharo myces cerevisiae antibody，ASCA）或抗中性粒细胞胞质抗体（anti-neutrophil cytoplasmic antibody，ANCA）的敏感性和特异性在中国患病人群中显著低于欧美人群，故不作为 CD 的常规检查项目。

（一）粪便钙卫蛋白

粪便钙卫蛋白（fecal calprotectin，FC）作为 IBD 经典的生物标志物，其作用已被众多研究证实。前期研究表明，FC 浓度可预测 CD 患者使用阿达木单抗（adalimumab，ADA）治疗失败，以及是否需要转换治疗，且 FC 对 IBD 活动性的预测价值优于 CRP。接受抗 TNF-α 治疗的 IBD 患者中，FC 水平与内镜下评分高度相关。FC 水平在生物制剂及其他药物治疗后降低可能预示着 IBD 患者疾病缓解和黏膜愈合。进一步研究表明，在接受抗 TNF-α 治疗的 IBD 患者中，治疗前基线 FC 水平越高，治疗后无应答率越高，临床缓解率或黏膜愈合率越低。

（二）抗结核诺卡菌多肽抗体

结核分枝杆菌和诺卡菌通过入侵并感染宿主维持生存，而主要加速转运蛋白家族（main accelerated transporter family，MFS）是参与细菌感染人类的最大次级活性转运蛋白群之一。通过对禽分枝杆菌副结核亚种（*Mycobacterium avium* subspecies paratuberculosis，MAP）及诺卡菌的氨基酸序列分析显示，MAP 与诺卡菌具有同源性，并且在 MAP 的 MFS 及诺卡菌的侵袭蛋白中检测出相同的氨基酸序列。这种多肽复合物被命名为抗结核诺卡菌多肽抗体（anti paratuberculosis-*Nocardia* polypeptide antibody，anti-pTNP）。值得注意的是，anti-pTNP 和肛周疾病是 CD 患者炎症活动期的重要预测因素。anti-pTNP 可作为诊断 CD 的一种新的生物学标志物，特别是对于回肠末端病变、伴有狭窄和肛周疾病的 CD 患者。此外，包含 anti-pTNP 的预测模型显示其可用于评估 CD 患者的疾病严重程度。

（三）TNF-α

抗 TNF-α 治疗可通过降低 TNF-α 的水平减轻 IBD 患者肠道炎症，因此肠黏膜 TNF-α 的转录水平可用于评估抗 TNF 的疗效。英夫利西单抗（infliximab，IFX）治疗应答 IBD 患者肠黏膜 TNF-α 转录水平显著降低，肠黏膜 TNF-α 转录水平与疾病缓解和黏膜愈合率密切相关。此外，黏膜组织 TNF-α 转录水平正常化预示着 IBD 患者停用 IFX 治疗后的长期临床缓解。

五、诊断和鉴别诊断

（一）诊断标准

CD 的诊断要结合临床表现、内镜检查、影像学检查、实验室检查和组织病理学检查各方面的指标综合判断，在排除其他疾病如感染性肠炎、肠结核、缺血性肠病、恶性肿瘤、免疫系统疾病的基础上，按下列要点诊断：①具备上述临床表现者可临床疑诊，需进一步安排相关检查；②同时具备以上内镜及影像学特征者，可临床拟诊；③如再加上活检病理提示 CD 的特征性表现且同时排除肠结核者，可临床诊断；④如有手术切除标本（包括切除肠段及病变附近淋巴结），可根据标准做出病理确诊；⑤对无病理确诊的初诊病例随访至少 6～12 个月，根据其疗效及病情演变分析，对于符合 CD 自然病程者可做出临床确诊。如与肠结核鉴别不清但倾向于肠结核时，可诊断性抗肠结核治疗 8～12 周，再行鉴别。

（二）鉴别诊断

主要应与各种肠道感染性、非感染性炎症性疾病及肠道肿瘤进行鉴别，如肠结核、白塞综合征、缺血性肠炎、放射性肠炎、药物性［如非甾体抗炎药（NSAID）］肠病、显微镜下结肠炎、过敏性紫癜、恶性淋巴瘤和癌，还应与溃疡性结肠炎相鉴别。

1. **肠结核** 肠结核临床、内镜、X 线和病理学表现上最接近 CD，它们之间相互误诊率可达 50%～70%。但肠结核一般病变局限于回盲部，不呈连续性分布，溃疡多沿肠纵轴横行分布，瘘管及肛门直肠周围病变罕见；可能合并有肺结核或结核性腹膜炎，结核菌素试验阳性，血中腺苷脱氨酶（ADA）可能升高，血结核抗体可能阳性；结核肉芽肿大而致密，呈融合状或中央有干酪样坏死，抗酸杆菌染色阳性（图 2-10）。尤其重要的是，肠结核抗结核治疗有效，不能除外肠结核时可规范化试验性抗结核治疗 4～8 周。

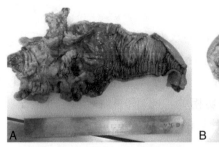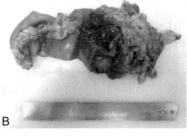

图 2-10　回盲部肠结核切除术后大体标本

A. 内面观；B. 背面观。回盲部肠管水肿并与大网膜粘连成团，周围被炎性肉芽组织及纤维组织包裹

2. **肠阿米巴病**　可在右下腹引起梗阻表现和炎性包块，阿米巴结肠炎在很多细节上类似 UC 或 CD。如果结肠炎并发回盲部阿米巴病，它与克罗恩病性回肠结肠炎混淆的可能性就会更大。因此，每个新发结肠炎病例都应考虑阿米巴病。通过大便、黏膜渗出物和活检组织中检出滋养体及溶组织阿米巴血清滴度升高可做出阿米巴病的诊断。

3. **小肠结肠耶尔森菌感染**　症状和体征极似急性阑尾炎，是由于炎性水肿性末端回肠和肠系膜淋巴结炎所致。该病一般自发愈合而无瘢痕形成，无梗阻、瘘管形成和慢性衰弱表现。耶尔森肠炎有时呈流行性，需要特殊的粪便培养和血清学检查才能做出诊断。

4. **艾滋病（AIDS）相关机会感染**　随着艾滋病的传播，机会感染特别是细胞内鸟分枝杆菌和巨细胞病毒（CMV）感染越来越多见，可能引起回肠炎。活检标本中找到微生物可以确立诊断。

5. **急性阑尾炎**　应与 CD 急性发作进行鉴别。急性阑尾炎的特点是发作前无慢性腹部症状病史，有转移性腹痛，腹泻少见（图 2-11）。

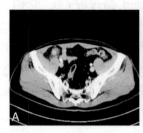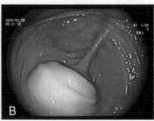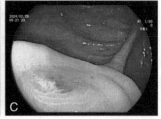

图 2-11　急性阑尾炎

A. 盆腔 CT：阑尾增粗，直径约 1.1cm，内见稍高密度影，周围脂肪间隙模糊，增强后明显强化；B. 电子肠镜：阑尾口周围肿胀；C. 电子肠镜：脓液自阑尾口溢出

6. **白塞综合征**　白塞综合征可以累及小肠，在病理学上极似 CD。其疼痛性

口腔溃疡、眼部症状及外阴溃疡通常是其主要的临床表现，很少主诉肠道不适。白塞综合征国际研究组诊断白塞综合征的标准：①反复发生口腔溃疡，过去 12 个月内发病不少于 3 次；②反复发生生殖器溃疡；③眼病，如葡萄膜炎、视网膜血管炎；④皮肤病变，如结节性红斑、假性毛囊炎、丘疹性脓疱疹和痤疮样结节；⑤针刺试验阳性，无菌穿刺针刺入患者前臂，24～48 小时出现直径超过 2mm 的无菌性红斑性结节或脓为阳性（图 2-12）。确诊白塞综合征必须有反复发作的口腔溃疡和用其他病因不能解释的其他 2 项特征。*HLA-B51* 等位基因阳性支持白塞综合征的诊断。

7. **缺血性结肠炎** 多见于老年患者，多有高血压、糖尿病或便秘等高危因素，突发性左下腹痛一般先发作，随后伴有便血。通常不累及直肠，组织学可见含铁血黄素的巨噬细胞，结肠黏膜中浅表上皮常遭破坏，深层隐窝不受累。大多数发作呈自限性，恢复较快。

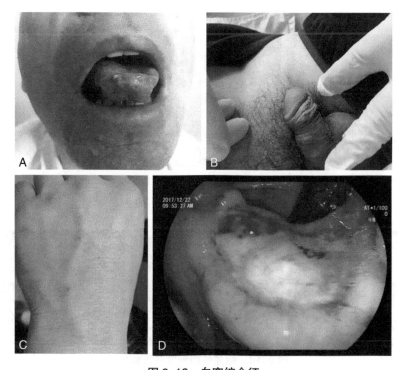

图 2-12 白塞综合征
A. 口腔溃疡；B. 生殖器溃疡；C. 针刺试验；D. 肠道白塞综合征（盲肠溃疡）

8. **放射性肠炎** 有明确的放射治疗史，见于盆腔接受放射治疗的患者，肠微血管系统对放射的反应可能引起肠道的慢性炎症，通常直肠、乙状结肠受累最明显，升结肠也可受累。表现为腹痛、腹泻，有的有黏液血便。

9. **显微镜下结肠炎** 包括胶原性结肠炎和淋巴细胞性结肠炎,当出现无痛性大量腹泻不伴便血时应考虑该病。内镜检查通常正常,诊断有赖于上皮细胞层下发现增厚的胶原带或上皮内淋巴细胞增多。

10. **肿瘤** 新生物如盲肠类癌,可以起源于回盲瓣并侵犯较长的回肠末段,引起回肠梗阻的症状和体征。空肠、回肠和盲肠的淋巴肉瘤与小肠克罗恩病有相似症状、分布和 X 线表现,病理组织学检查可以鉴别(图 2-13,图 2-14)。

11. **溃疡性结肠炎** 约 10% 的结肠 IBD 短期内难以在 CD 和 UC 之间进行鉴别,可以暂时诊断为"未定型结肠炎"。

12. **Cronkhite–Canada 综合征** 即息肉 – 色素沉着 – 脱发 – 爪甲营养不良综合征,一种罕见的非遗传性疾病,主要表现为消化道症状(全消化道多发息肉、腹泻、腹痛、食欲缺乏、味觉异常、口渴等)和外胚层症状(毛发脱落、爪甲脱落、色素沉着)等,目前该病尚无统一治疗方案,多以经验性治疗为主(图 2-15,图 2-16)。

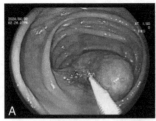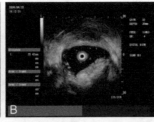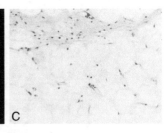

图 2-13 回肠末端脂肪瘤

A.电子肠镜:回肠末端巨大黏膜下肿物;B.超声内镜:黏膜下层高回声团块,最大横截面约 25mm;C.术后病理示回肠末端黏膜慢性炎,黏膜下脂肪组织增生,考虑脂肪瘤

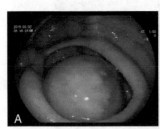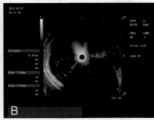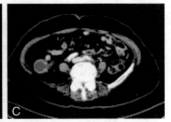

图 2-14 阑尾低级别黏液性肿瘤

A.电子肠镜:阑尾口位置可见巨大黏膜下肿物,表面黏膜充血糜烂,未见溃疡形成,质地韧,活动度好;B.超声内镜:局部第四层低回声肿物,超声直径约 3.0cm,内回声不均,见散在高回声,形态规整;C.盆腔增强 CT:右侧附件区见类圆形低密度影,直径约为 2.0cm,CT 值约为 9HU;术后病理示阑尾低级别黏液性肿瘤

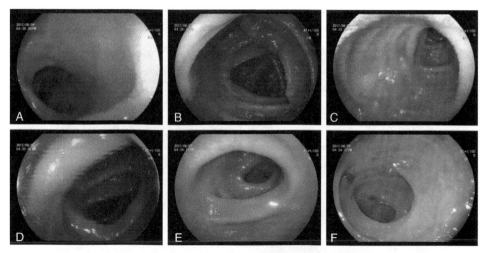

图 2-15 Cronkhite-Canada 综合征电子肠镜检查
A. 回肠末端；B. 盲肠；C. 肝曲；D. 脾曲；E. 乙状结肠；F. 直肠

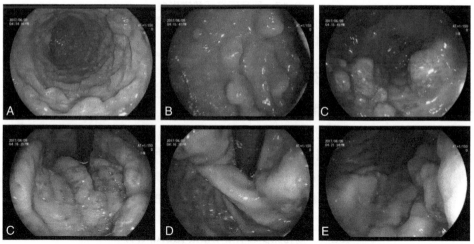

图 2-16 Cronkhite-Canada 综合征电子胃镜检查
A. 十二指肠降段；B. 十二指肠球部；C. 胃窦；D. 胃角；E. 胃底；F. 胃体大弯

13. 结肠憩室出血 结肠憩室出血是结肠憩室病并发症之一，老年人常存在动脉硬化及血管畸形，而结肠憩室与结肠边缘动脉穿通支关系密切，故在化学性及物理性刺激的情况下易出现憩室出血，通常以右半结肠为主要出血部位（图 2-17）。

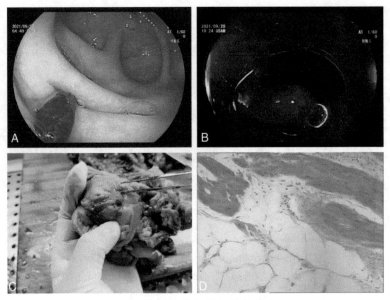

图 2-17　回盲部结肠憩室出血

A. 回盲部憩室见血栓头；B. 内镜下铗夹夹闭止血后仍有活动性出血；C. 右半结肠切除术后大体标本；D. 术后病理提示盲肠憩室并化脓性炎

六、疾病评估与疗效评价

（一）克罗恩病活动指数

CD 疾病活动度主要分为临床疾病活动度和内镜下疾病活动度，目前没有用于评价疾病活动度的金标准。常用的临床疾病活动度评分主要指克罗恩病活动指数（Crohn' disease activity index，CDAI），以及在此基础上衍生出简单易操作的评分，主要包括简化 CDAI 评分（表 2-7）及 Best CDAI 评分（表 2-8）。

表 2-7　简化克罗恩病活动指数 (CDAI) 评分

项目	0分	1分	2分	3分	4分
一般情况	良好	稍差	差	不良	极差
腹痛	无	轻	中	重	–
腹部包块	无	可疑	确定	伴触痛	–
腹泻	腹泻与稀便每日 1 次记 1 分				
肠外表现与并发症 *	每种记 1 分				

注：*. 肠外表现/并发症包括关节痛、虹膜炎、结节性红斑、坏疽性脓皮病、口腔阿弗他溃疡、肛裂、新瘘管、脓肿等。总分≤ 4 分为缓解期，5 ～ 7 分为轻度活动期，6 ～ 18 分为中度活动期，＞ 16 分为重度活动期。"—"为该项评分范围为 0 ～ 3 分

表 2-8　Best 克罗恩病活动指数 (Best CDAI) 评分

变量	权重
稀便次数（1 周）	2
腹痛程度（1 周总评，0 ~ 3 分）	5
一般情况（1 周总评，0 ~ 4 分）	7
肠外表现与并发症（每项 1 分）*	20
阿片类止泻药使用（0、1 分）	30
腹部包块（无包块 0 分，可疑 2 分，肯定 5 分）	10
血细胞比容降低（正常参考值下限：男 0.40，女 0.37）	6
100 ×（1- 体重 / 标准体重）	1

注：*.肠外表现与并发症包括关节炎 / 关节痛 / 虹膜炎 / 葡萄膜炎 / 结节性红斑 / 坏疽性脓皮病 / 口腔溃疡、肛裂 / 肛瘘 / 肛周脓肿、其他肠道相关瘘管、发热（近 1 周内体温曾＞ 37.8℃）。总分＜ 150 分为缓解期，150 ~ 220 分为轻度活动期，221 ~ 450 分为中度活动期，＞ 450 分为重度活动期

（二）克罗恩病内镜严重程度指数

克罗恩病内镜严重程度指数（Crohn's disease endoscopic index of severity，CDEIS）是 20 年前由法国 Etudes 炎症性肠病治疗组（GETAID）开发的唯一经过验证的 CD 内镜活动评分系统，已被作为内镜下判断 CD 活动性的金标准，它复杂且耗时，因此不适合常规使用。CDEIS 将结肠镜所能观察到的病变分为 5 个部分：直肠、乙状结肠、左半结肠、横结肠、回肠及右半结肠。内镜检查时主要描述 9 种病变：假息肉、溃疡愈合、明显红斑、明显黏膜肿胀、阿弗他溃疡、浅溃疡、深溃疡、溃疡性狭窄、非溃疡性狭窄（观察到以上项目即可认为该肠段受累）。主要根据深 / 浅溃疡的有无、每 10cm 肠段中表面受累肠段平均长度、每 10cm 肠段中溃疡累及肠段平均长度，在肠段上述 5 个部分依表 2-9 进行评分。

（三）克罗恩病简单内镜评分

克罗恩病简单内镜评分（simple endoscopic score for Crohn's disease，SES-CD）较 CDEIS 简单，可重复，与 CD 内镜严重程度指数之间显示出很强的相关性，目前应用较为广泛。SES-CD 主要评估 4 个内镜项目：溃疡大小、溃疡表面积及比例、病变肠段表面积比例、狭窄，每个项目 0 ~ 3 分，最高为 56 分，分值越高，表示病情越严重。0 ~ 2 分提示缓解期，3 ~ 6 分提示轻度活动期，7 ~ 15 分提示中度活动期，＞ 16 分提示严重活动期，具体见表 2-10。

表 2-9　克罗恩病内镜严重程度指数计算表

每部分肠段观察项目	无	有	五部分肠段得分总和
深溃疡	0	12	总和 1
浅溃疡	0	6	总和 2
每 10cm 肠段中表面受累肠段平均长度	0	1 ~ 10	总和 3
每 10cm 肠段中溃疡累及肠段平均长度	0	1 ~ 10	总和 4

注：在任何一部分肠段观察到深溃疡即为 12 分，无深溃疡即为 0 分；观察到浅溃疡即为 6 分，无浅溃疡则为 0 分；观察每 10cm 肠段中表面受累肠段平均长度，取值 0 ~ 10 分；每 10cm 肠段中溃疡累及肠段平均长度，取值 0 ~ 10 分。取以上 4 项在各部分肠段的得分总和，记为总和 A，即 $A=$ 总和 1+ 总和 2+ 总和 3+ 总和 4，受累肠段记为 N（1 ~ 5）；总和 A 与受累肠段 N 的比值记为 B；肠段有无溃疡记为 C：有溃疡则 $C=3$，无溃疡则 $C=0$，肠段是否存在非溃疡性狭窄记为 D：有则 $D=3$，无则 $D=0$；最后计算克罗恩病严重程度指数，总分为 $B+C+D$。总分值为 0 ~ 44 分，< 3 分为缓解期，3 ~ 9 分为轻度活动期，9 ~ 12 分为中度活动期，> 12 分为严重活动期

表 2-10　克罗恩病简单内镜评分计算表

得分	溃疡大小	溃疡表面积	病变表面积	狭窄
0 分	无溃疡	无溃疡	无受累节段	无狭窄
1 分	阿弗他溃疡（0.1 ~ 0.5cm）	< 10%	< 50%	单一狭窄可通过
2 分	大溃疡（0.5 ~ 2cm）	10% ~ 30%	50% ~ 70%	多发狭窄可通过
3 分	巨大溃疡（> 2cm）	> 30%	> 70%	狭窄镜身无法通过

（四）克罗恩病组织学活动度评估

组织学评分指数是在结肠镜检查期间，根据内镜医师对肠道黏膜病变的评估，在可疑病变黏膜区域钳取活检标本，送病理检查。由有经验的病理医师对标本进行处理分析，根据活检标本的显微镜下表现，评估疾病的组织学活动性。

结直肠全球组织活动度评分（GGHAS/IGHAS）：评分系统复杂，且尚未得到有效证实，较少应用于临床。

改良莱利指数（mRI）：在溃疡性结肠炎 Riley 评分基础上，加入克罗恩病特征性病理改变，即针对急性炎症细胞浸润、隐窝脓肿、黏蛋白耗竭、表面

上皮完整性、慢性炎症细胞浸润、隐窝结构不规则 6 个溃疡性结肠炎组织学特征，以及淋巴细胞聚集体、肉芽肿、嗜酸性粒细胞数量 3 个克罗恩病典型组织学特征对疾病组织学炎症进行分级。总评分≤ 4 分为缓解期，≥ 5 分为活动期，5 ～ 9 分为轻度活动期，10 ～ 18 分为中度活动期，≥ 19 分为严重期。

七、并发症

并发症同临床表现（图 2-18 ～图 2-20）。

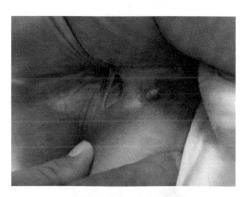

图 2-18　CD 合并肛瘘

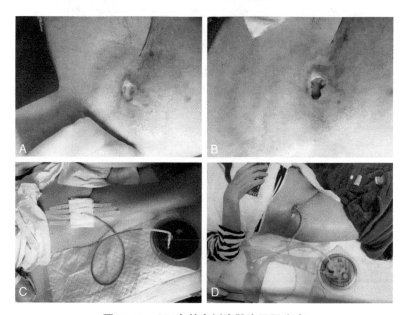

图 2-19　CD 合并右侧腹股沟区肠皮瘘

A.脓液自瘘管外口流出；B.瘘管外口清除脓液后；C.引流液初为暗红色；D.引流液后为淡黄色

八、治疗目标

目前大多以诱导和维持临床缓解作为 CD 治疗目标，然而即使达到临床缓解，肠黏膜炎症仍继续进行。有研究建议将黏膜愈合作为 CD 治疗的另一目标，尽管黏膜愈合并不能改变 CD 最终结果，但诱导黏膜愈合并使黏膜愈合期尽量延长，可延长无症状期，延缓疾病进展。

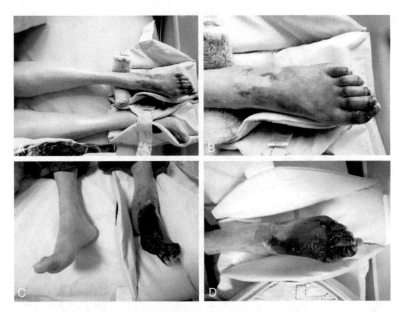

图 2-20 克罗恩病合并左下肢动脉闭塞症

A. 初发（远观）；B. 初发（近观）；C. 发病 1 个月后（远观）；D. 发病 1 个月后（近观）

第三章　常用辅助检测

第一节　消化内镜检查

随着消化内镜技术的不断发展，其广泛的临床应用及合理的镜下病理活检已成为诊断 IBD 的主要手段，尤其在消化内镜检查过程中有针对性的多点病理活检可大大提高对该病的确诊率。就目前而言，对该病的诊断主要依靠结肠镜、胃镜、小肠镜及胶囊内镜，但每种内镜均有不同适应证及禁忌证，因此在临床工作中需要对不同病患做出预判，选择最佳诊疗手段，才能达到事半功倍的效果。

一、电子结肠镜检查

（一）溃疡性结肠炎

电子结肠镜检查主要适用于病因尚未明确的腹泻、便血时间超过数周仍未缓解，临床疑似诊断 UC 并且给予对症治疗后症状仍无缓解的患者；同时也可以对已经明确诊断为 UC 患者的病情系统评估，因此结肠镜检查在 UC 临床诊断及治疗中是其他实验室及影像学检查无法代替的，其不但可以镜下观察病变性质及形态而且可以对病变做针对性病理活检进一步明确诊断，同时结肠镜检查还是评估 UC 患者临床管理不可或缺的部分。结肠镜下结肠黏膜愈合情况及临床缓解程度，已成为现如今 UC 临床治疗的终极目标。虽然 UC 无法根治，让人沮丧，但是只要患者做好长期有效的疾病管理，仍然能够实现长久地维持无须靠类固醇激素的缓解期，同时给予患者适当的社会心理支持，使其拥有正常的高质量生活。因此，及时有效的结肠镜检查在 UC 患者整个治疗及定期随访过程中起着决定性的作用。

1. 结肠镜下观察内容

（1）镜下血管纹理形态及表现。

（2）镜下观察是否合并渗血及出血，出血是否为活动性等。

（3）镜下观察糜烂和溃疡的形态、深度及大小。

（4）镜下观察有无肠腔狭窄、僵硬、肠腔扩张和异型增生及癌变等。

（5）可以仔细镜下观察后行必要的病理组织学检查。

2. 结肠镜下典型表现　UC 在临床中最大的特点是病变大多数呈弥漫、连续性分布，结肠镜下常表现为黏膜糜烂和表浅溃疡，有合并症者肠黏膜溃疡也会出现形态多样化改变。该病通常情况下以直肠处最为严重，向近端延伸并逐渐有所减轻。部分患者在治疗后可表现为直肠或部分肠段病变比较轻微。因此在临床治疗中例行结肠镜检查过程应明确病变累及范围、深度、阑尾孔周围和末端回肠情况，操作者应从肠道炎症程度、血管纹理表现、溃疡形态、出血程度，以及有无狭窄、肠腔扩张和异型增生等方面进行全面观察并加以记录。根据临床最新指南，临床症状的缓解和内镜愈合情况可作为成年 UC 患者的长期治疗目标。在用于 UC 疾病活动性评估的众多内镜评分系统中，Mayo 内镜评分应用广泛，可靠性和一致性均较好，临床应用首先推荐 Mayo 内镜评分（图 3-1）。

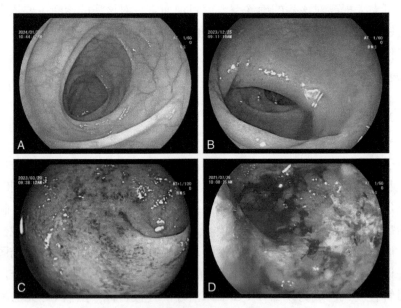

图 3-1　溃疡性结肠炎内镜下表现及评分

Mayo 内镜评分（MES）包含 4 个等级，评分范围为 0～3 分。A. 0 分：表示正常黏膜外观，无活动性疾病；B. 1 分：表示轻度活动期（红斑，血管纹理模糊，黏膜轻度易脆）；C. 2 分：表示中度活动期（明显红斑，血管纹理消失，黏膜易脆、糜烂）；D. 3 分：表示重度活动期（溃疡形成，自发性出血）

3. 鉴别诊断

（1）感染性结肠炎：内镜检查过程中表现为肠道炎症分布不均，片状充血、水肿、糜烂，形态不一的溃疡。可以通过镜下表现及病理活检进一步鉴别诊断（图 3-2）。

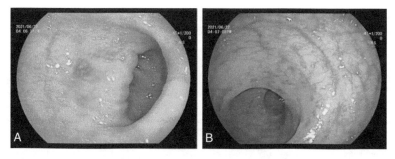

图3-2 急性感染性肠炎

A.乙状结肠；B.直肠

（2）肠结核：内镜检查过程中多见环形浅表性不规则溃疡，边缘不规则，呈鼠咬状，通过肠镜及镜下病理活检可进一步鉴别（图3-3）。

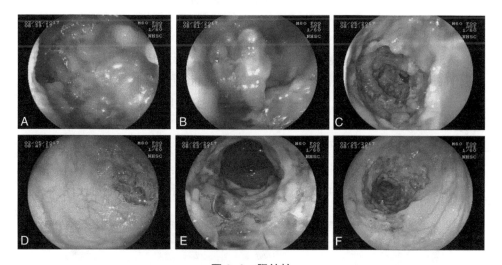

图3-3 肠结核

A.回肠末端；B.盲肠；C.升结肠；D.肝曲；E.横结肠；F.脾曲

（3）肠道白塞综合征：镜下主要表现为深浅不一的溃疡，可致肠道穿孔，溃疡边界清楚，溃疡之间有间隔，无融合表面，其间黏膜可完全正常，假息肉少见。镜下病理显示小血管闭塞性炎症、穿透性溃疡（图3-4）。

（4）肠易激综合征：X线钡剂灌肠、结肠镜等检查均无明显器质性改变，依据镜下表现可通过排除诊断考虑为肠易激综合征。

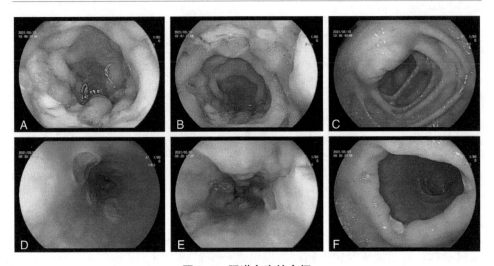

图 3-4　肠道白塞综合征

A. 回肠末端；B. 回肠末端；C. 盲肠；D. 食管中段；E. 食管下段；F. 幽门口

（5）克罗恩病：内镜下主要为纵行或者匍匐形溃疡，周围黏膜正常或者呈鹅卵石样改变，病变呈节段性分布，以末端回肠受累较为多见，同时肠腔以偏心型狭窄较为多见，镜下常可见瘘管形成，必要时进一步做病理活检可资鉴别。

（6）结肠癌：内镜下表现一般有局限性肿块、肿瘤形态不规则、肠管黏膜出现损坏，同时会出现肠壁内腔狭窄的情况，还会伴随着边界区域不清晰，而且肿瘤的形态不规则，可以通过镜下观察及病理活检进一步明确（图 3-5）。

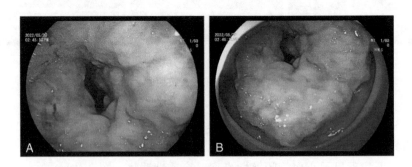

图 3-5　升结肠腺癌

A.（近观）升结肠管腔狭窄，内镜无法通过；B.（远观）环周不规则肿块突入肠腔

（7）放射性肠炎：内镜下主要表现为黏膜充血、水肿、颗粒样改变和脆性增加，常规下不推荐肠镜下做活检，但晚期表现与肿瘤复发类似，需要做鉴别诊断，此时可以做组织活检，但需要谨慎防止穿孔发生（图 3-6）。

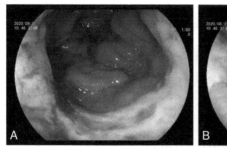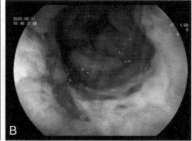

图 3-6　放射性直肠炎
A. 直肠黏膜充血、糜烂、自发出血；B. 直肠溃疡

4. 注意事项

（1）首先应确定病情的严重程度，一般状况良好，无严重腹痛，无明显反跳痛、肌紧张、腹膜炎症状者，可以进行肠镜检查。

（2）检查前需评估检查风险，溃疡性结肠炎存在肠腔狭窄、大量出血的情况下，检查应尽量简单、快速，不应多打气，以免诱发中毒性巨结肠，导致穿孔及大出血等。

（3）对于患重度基础疾病的患者，如数周前患有急性心肌梗死或现有严重的心肺功能不全者，不宜做肠镜检查，若存在电解质、血浆白蛋白、血红蛋白和凝血功能等明显异常，应待病情好转后进一步完善电子肠镜检查；重度UC 患者酌情避免全结肠镜检查，替代方案可选择限制性结肠镜或乙状结肠镜检查。

（4）肠镜检查前需要规律服用泻药，如存在穿孔、腹膜炎等情况，或者不能耐受泻药者，可以免去清肠，简单观察肠内情况，大致掌握病情即可，待病情好转后再次复查结肠镜。

（5）已经明确有肠穿孔或者中毒性巨结肠者应禁忌行结肠镜检查。

（二）克罗恩病

CD 是一种病因尚不明确的慢性消化道炎症性疾病，在整个消化道任何部位均有发生的可能，但主要以末端回肠和右半结肠较为常见，临床上主要表现为腹痛、腹泻、腹部包块、瘘管形成和肠梗阻等，因此在临床上对于慢性腹痛、腹泻、贫血、消瘦、低蛋白，同时腹部 CT 检查提示肠壁增厚、狭窄及一个腹腔脓肿形成的患者，或者对于可疑 CD 患者，需要行结肠镜检查明确是否为结肠克罗恩病，并且必要时可行病理活检，明确诊断后再做进一步治疗。肠道黏膜溃疡改变是 CD 最为主要的临床证据，虽然该病可累及全消化道，但最常见的是末端回肠和部分结肠。因此，结肠镜在 CD 患者初次诊断中起着举足轻重的作用。同时，对于已经确诊的患者，结肠镜检查可用于药物治疗的疗效评价和对患者病情的预后评估。

1. 结肠镜下观察内容

（1）判断该患者镜下病变、黏膜红斑，以及糜烂的程度及形态。

（2）镜下评估溃疡的性质、形态及浸润深度。

（3）镜下观察是否有卵石样外观，肠壁增厚、狭窄，息肉样增生或见瘘管开口。

（4）镜下观察是否合并肛瘘或者肛周脓肿。

（5）镜下对病变进行评估后进行必要的病理组织学检查。

2. 结肠镜下典型表现　结肠镜下典型表现见图3-7。

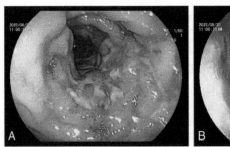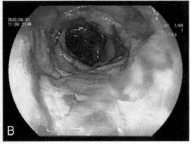

图 3-7　克罗恩病电子肠镜检查
A. 降结肠纵行治疗；B. 病变区域呈跳跃性分布，病灶间可见正常黏膜

（1）结肠黏膜呈发红、充血、水肿等表现，病变区域呈阶段性或跳跃性分布，病灶间黏膜可正常。

（2）在病变早期，区域黏膜可呈阿弗他溃疡样表现，为散在的小圆形溃疡，进一步沿肠管出现圆形、线形、纵行沟槽样溃疡，溃疡之间的黏膜可正常或者出现增生表现，黏膜出现卵石样铺路石样征象。

（3）镜下可观察到肠道瘘管形成。

（4）肠道全层性炎症，常伴有肿块或狭窄等表现。

（5）活检可见结节样非干酪性肉芽肿。

（6）肛门病变：可表现为难治性溃疡，不典型肛瘘或肛裂。

3. 鉴别诊断

（1）溃疡性结肠炎：镜下病变常为连续性，以直肠受累多见，很少有肠腔狭窄，主要表现为浅溃疡，黏膜弥漫性充血水肿，呈颗粒样，黏膜脆性增加，通过镜下表现及病理活检可进一步明确诊断。

（2）肠结核：典型内镜表现为线性或多发的孤立性小溃疡，呈环形排列，或不带边缘结节，边缘呈不规则呈鼠咬状，回盲瓣开口固定开放，大小及形态各异的炎性息肉，肠腔常伴有狭窄，进一步做病理活检可明确诊断。

（3）缺血性结肠炎：内镜下病变一般表现为不连续分布，常表现为肠腔纵轴方向的单条征——孤立的线性溃疡，病变多位于左半结肠，脾曲和乙状结肠交界处，直肠受累少见，系膜对侧较重，边缘与正常黏膜界线清晰（图3-8）。

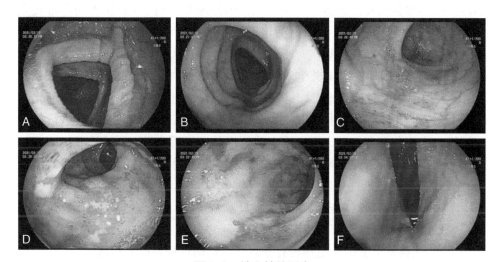

图3-8　缺血性结肠炎
A.肝曲；B.脾曲；C.降乙交界；D.乙状结肠；E.直乙交界；F.直肠

（4）结肠癌：内镜下表现，一般有局限性肿块、肿瘤形态不规则、肠管黏膜出现损坏，同时会出现肠壁内腔狭窄的情况，还会伴随着边界区域不清晰，而且肿瘤的形态不规则，可以通过镜下观察及病理活检进一步明确诊断。

4.注意事项

（1）CD的诊断最重要的是依靠结肠镜的检查取得组织标本，进行病理上的诊断，结肠镜检查操作时，应确保结肠镜到达末端回肠。

（2）早期CD内镜下单纯表现为小溃疡，随着疾病发展，溃疡可逐渐变大变深，彼此融合为纵行溃疡，因此早期病变在镜下可能不明显，应仔细观察并判断，避免漏诊及误诊的发生。

（3）出现肠梗阻的UC患者行结肠镜之前应根据患者基本病情明确是否需要清洁肠道，做好肠道准备，避免影响观察。如无法清洁肠道，可灌肠后行结肠镜检查。对于怀疑有癌变者需做好多点病理活检，获取病理深度适宜，避免出现假阴性，影响后续治疗。

（4）怀疑有急性穿孔、严重心脑肺血管疾病及无法配合的患者严禁做结肠镜检查。

（5）若结肠镜检查结果为确诊或者疑似CD，需要明确小肠和上消化道累及情况，以便为诊断提供更多证据及进行疾病评估。

二、电子胃镜检查

在临床诊断及治疗中，部分 CD 患者病变可累及食管、胃部及十二指肠等部位。虽然单独累及的患者一般很少见，但是原则上对于 CD 患者均应常规完善胃镜检查，尤其是有明确的上消化道症状的患者、儿童和 IBD 类型尚未明确的患者。就目前而言，临床对于上消化道 CD 的认识仍不是很明确。首先，尽管欧洲克罗恩病和结肠炎组织（European Crohn's and Colitis Organisation，ECCO）指南建议对初诊患者均应实施胃镜检查，但并未提出统一的上消化道 CD 诊断标准和内镜分级体系。大多数情况下临床医师仅凭经验对其进行诊断和评级，少部分患者直到出现严重上消化道并发症后才得以明确诊断。因此，2014 年有日本学者首次提出利用上消化内镜与病理相结合的方案诊断上消化道 CD。

（一）胃镜下观察内容

（1）主要观察是否有口疮溃疡样表现。

（2）观察整个上消化道是否有糜烂，糜烂的性质及严重程度。

（3）观察整个上消化道是否有溃疡，溃疡浸润深度及范围。

（4）观察上消化道无竹节样或者沟槽样表现。

（5）观察消化道管腔有无狭窄，狭窄的程度，如狭窄严重是否可以行内镜下扩张治疗。

（6）镜下观察后可以进一步做病理活检，以明确诊断。

（二）胃镜下克罗恩病典型改变

在上消化道 CD 患者中，食管病变的发生率在 0.2% ～ 6%。其检出率明显低于胃或十二指肠等部位病变。内镜下表现为食管内可见散在的较小的糜烂。与食管发生病变相比，CD 患者胃部病变在临床中较为常见，主要表现为镜下竹节状表现。镜下可观察到 CD 患者多种多样的十二指肠病变，包括纵向或不规则糜烂、溃疡、口疮样病变、沟槽样改变，同时可表现为十二指肠球部隆起性病变。沟槽样改变是病变有规律地穿过皱襞后表面发生糜烂引起的。颗粒状黏膜及结节状皱襞可见明显的隆起性病变，当它们呈纵向排列时，病变称为"佛珠状隆起性病变"（图 3-9）。

（三）鉴别诊断

1. 消化性溃疡　是最常见的上消化道疾病，主要症状为上腹部疼痛，具有节律性、周期性和长期性。鉴别诊断主要依靠胃镜检查，可以看到溃疡大小、位置及性质，同时做病理活检可进一步明确诊断（图 3-10）。

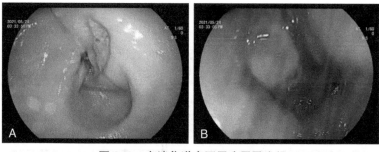

图3-9　上消化道克罗恩病累及幽门

A.胃窦近幽门溃疡；B.幽门前壁溃疡，幽门变形，内镜无法通过

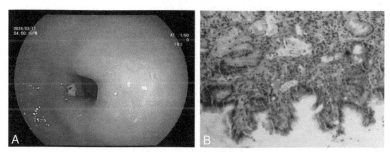

图3-10　幽门管溃疡

A.幽门管近前壁小溃疡，覆薄白苔，形态规则；B.胃镜活检：慢性活动性胃炎伴糜烂

2. 胃癌　胃癌早期症状不明显，但随着病情进展，会出现上腹部疼痛、食欲缺乏、体重下降等症状。胃镜检查观察病变性质及病理活检可进一步明确诊断（图3-11）。

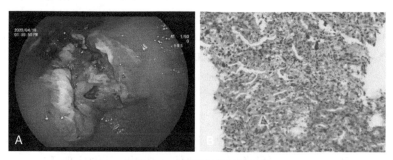

图3-11　胃窦腺癌累及幽门

A.胃窦部"火山口样"溃疡累及幽门，表面不规则，凹凸不平，有污秽物附着，肿物质脆易出血；B.胃镜活检：胃窦腺癌

3. 胃食管反流病　是一种胃和十二指肠内容物反流至食管所引起的疾病，主要症状为反酸、胃灼热等。通过镜下小溃疡及糜烂形态和性质可初步进行鉴

别，必要时可进一步做病理活检明确诊断。

4. **胃过敏性紫癜**（Henoch-Schönlein purpura） 镜下观察可见胃角至胃窦部散在略隆起的大小不等的红斑样改变，必要时可进一步做病理活检明确诊断。

5. **胃淋巴瘤** 内镜下表现常缺乏特异性，可呈现类似胃癌或胃炎的内镜下表现，在明确诊断前往往需要多次重复活检。胃淋巴瘤在内镜下可表现为溃疡、结节肿块，甚至表现为弥漫的胃黏膜皱襞粗大（图3-12）。

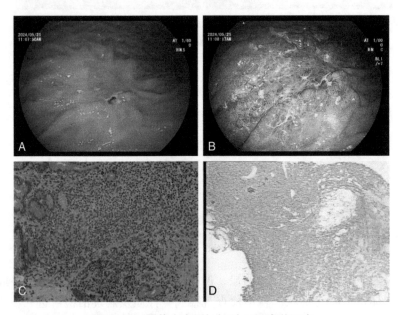

图3-12 胃体大弯侧低级别B细胞淋巴瘤

A. 胃大体弯侧凹陷型病变，周边黏膜集中；B. 病变表面腺管不规则，可见树枝样血管；C. HE染色；
D. 免疫组化染色。结合免疫组化结果，符合黏膜相关淋巴组织结外边缘区B细胞淋巴瘤［黏膜相关淋巴组织（MALT）淋巴瘤］。免疫组织化学结果：CD3（T细胞＋）、CD5（T细胞＋）、CD10（－）、CD20（弥漫＋）、CD79α（弥漫＋）、CD21（－）、CD23（FDC网＋）、CD43（＋）、CD38（浆细胞＋）、Bcl-2（＋）、Bcl-6（－）、Mum-1（－）、CyclinD1（－）、Ki-67 5%～10%

（四）注意事项

1. CD患者的病变会出现在食管、胃及十二指肠，但总的发病率不高，检查过程中一定要仔细，如有异常须仔细评估，必要时须做病理活检。

2. CD患者十二指肠病变发生率相对较高，但病灶一般较小，如沟槽样外观和糜烂，可能在白光内镜检查中漏诊。因此，操作者在检查中应常规使用电子内镜染色及试剂染色，以便及时发现病变。

3. 胃镜检查一般几分钟即可完成，虽然检查结束后患者很少出现不适症状，但检查过程中一定要轻柔，如有消化道管腔狭窄，应避免暴力操作，可适当镜下对狭窄处给予扩张治疗。

4. 对于心肺脑功能较差者，明确上消化道穿孔，有上消化道严重狭窄及不能配合检查者禁忌行胃镜检查。

三、小肠镜检查

小肠 CD 是一种以小肠肠壁全层跳跃性、非特异性、肉芽肿性炎症为主的慢性消化道炎症性疾病。该病主要以腹痛、腹泻、肠梗阻、发热等症状为主要表现，且病程多有迁延性，比较容易复发，只有早诊断、早治疗，才能明显改善其预后。但随着病情的进一步发展，病变可累及整个消化道，导致普通胃镜、结肠镜诊断较为困难。以往，小肠病变的检查依赖于影像学检查。但是传统的小肠钡餐造影、CT、MRI 等检查并不能对小肠进行直观的可视性检查，对小肠病变的检出率相对偏低，同时检查结果比较不稳定。近年来，新的检查方法已被应用于克罗恩病小肠病变的检出，如双腔气囊小肠镜和单腔气囊小肠镜。该检查方法的出现真正意义上实现了全小肠可视性检查，使我们能够获得清晰的小肠镜图像并评价克罗恩病的小肠损害程度，同时可以做病理活检进一步明确诊断，并且内镜下球囊扩张术已被证实可以应用于 UC 并发症小肠狭窄的治疗。

（一）小肠镜下观察内容

1. 观察溃疡的位置、形态及浸润深度。

2. 观察肠黏膜是否有卵石征。

3. 观察肠黏膜是否是假性息肉。

4. 观察肠腔内是否存在狭窄，狭窄程度评估。

5. 观察肠腔内是否存有瘘口。

6. 根据镜下观察病变性质行病理活检，以便进一步明确诊断。

（二）小肠镜下典型表现

小肠镜下观察肠黏膜纵行溃疡，病变呈跳跃性分布，可连续累及数个皱襞，炎性肉芽增生及铺路石样改变；早期 CD 可表现为相邻阿弗他溃疡或者星状溃疡，随着病情变化逐渐融合为纵行溃疡；肠腔可因肉芽增生、扭曲而出现狭窄表现，严重者可出现肠瘘等。小肠镜检出典型病灶后，可进行病变部位和正常部位局部活检，但一定避免在溃疡底部进行活检。

（三）鉴别诊断

1. **肠结核**　其溃疡形状为环形、不规则，常无节段性分布，多见肠外结核，结核菌素试验强阳性，抗结核治疗后症状可改善，肠道病变好转，必要时镜下活检可进一步明确诊断。

2. **肠淋巴瘤**　临床表现为非特异性胃肠道症状，腹痛、腹部包块、体重下降、肠梗阻、消化道出血等较为多见，发热少见。镜下可见区域性发白，局部黏膜粗糙，可有结节样改变，黏膜明显增厚，一般病变沿着肠腔环周生长，常伴或不伴有管腔狭窄，必要时行镜下活检进一步明确诊断（图3-13）。

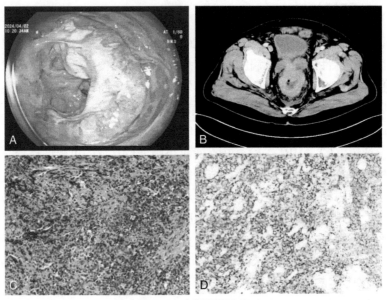

图3-13　直肠淋巴瘤

A. 直肠环周生长肿瘤伴肠梗阻（电子肠镜）；B. 直肠淋巴结增厚伴周围淋巴结肿大（盆腔增强 CT）；C、D. 结合 HE 形态及免疫组织化学结果，符合弥漫大 B 细胞淋巴瘤（non-GCB）。免疫组织化学结果：CK（-）、Vimentin（+）、CK20（-）、CDX-2（-）、Villin（-）、CK7（-）、CD20（+）、CD79α（+）、S-100（-）、HMB45（-）、Melan-A（-）、Ki-67（90%）、CD3（-）、CD5（-）、CD43（部分+）、PAX-5（部分+）、CD10（-）、Bcl-6（+）、MUM-1（+）、CD21（-）、CD23（-）、Bcl-2（30%+）、Cyclin-D1（-）、CD30（60%+）、P53（50%+）、C-Myc（40%+）

3. **肠淋巴管扩张症**　镜下可见轻微白色或缺乏色调变化的多发黏膜下肿瘤样隆起，其周边散在白斑或白色绒毛，必要时可行小肠镜下病理活检进一步鉴别诊断。

（四）注意事项

气囊小肠镜检查耗时较长，风险较高，可能诱发胰腺炎、出血、穿孔等风险，因此对操作者技术要求较高。绝对禁忌证：①严重心肺等器官功能障碍者；②无法耐受或配合内镜检查者。相对禁忌证：①小肠梗阻无法完成肠道准备者；②有多次腹部手术史者；③孕妇；④其他高风险状态或病变者（如中度以上食管 - 胃静脉曲张者、大量腹水等）；⑤低龄儿童（小于 12 岁）。从理论上来说，采用经口腔和经肛门的进镜方式相结合可以完成整个消化道的无盲区的检查。但由于一次小肠镜检查往往需要烦琐的前期工作，耗时长、费用高，患者依从性相对差，从一侧进镜未发现病变后患者往往拒绝从另一侧入镜继续检查，因此提高首次进镜检查的检出率至关重要，这就要求可以和以往的方法相结合，例如事先采取钡剂灌肠造影、胶囊内镜检查等筛查检查工作，如有必要再进一步行小肠镜检查。对于肠腔狭窄、扭曲明显、继续进镜有穿孔风险者，应由操作医师根据具体情况决定是否中止小肠镜检查。

四、胶囊内镜检查

CD 从口腔至肛门的各段消化道均有可能发生，但该病常多发于回肠末端和近邻的结肠。一般以肠道黏膜溃疡性改变为主，病变多呈节段性或者跳跃性分布，如病变累及消化道全层，可导致肠壁明显变厚、肠腔狭窄，甚至出现穿透肠腔，该病会对患者的日常生活和工作造成比较严重的影响。临床上常采用传统影像学及消化内镜检查对 CD 患者行进一步评估，虽然一般检查效果尚可，但是仍存在一定的局限性，容易导致误诊、漏诊等，延误患者的治疗效果。胶囊内镜是常用于评估 CD 患者疾病活动度的工具，可为临床准确评估 CD 患者病变活动度提供依据。同时，对于心、肺、脑功能较差及不能配合普通内镜检查者也同样适用。基于此，胶囊内镜在临床上检查 CD 病变活动度具有很高的价值，但最大的弊端是无法进行病理活检，同时可能出现消化道滞留等风险。

（一）胶囊内镜下观察内容

1. 观察溃疡的位置、形态及浸润深度。

2. 观察是否有卵石征。

3. 观察肠黏膜是否是假性息肉。

4. 观察是否存在狭窄，以及对狭窄程度做进一步评估。

5. 观察是否存在瘘口。

（二）胶囊内镜下典型表现

胶囊内镜主要用于对早期或不典型小肠 CD 的临床诊断：根据世界卫生组织（World Health Organization，WHO）的诊断标准，典型的 CD 内镜下主要特点为大多数呈节段性、偏心性的纵行较深的溃疡，但随着研究的进一步深入，不同部位的 CD 病变特点有所差异。有研究表明，对于可疑小肠 CD 患者进行胶囊内镜检查，最终符合 CD 诊断标准；小肠 CD 患者的溃疡形态以不规则溃疡（84%）和线性溃疡（78%）常见；有部分患者小肠黏膜镜下呈现出鹅卵石样外观，而鹅卵石样外观在小肠各段的分布情况无明显差异。与结肠 CD 典型的纵行溃疡不同，小肠 CD 溃疡的排列形态一般呈现多样化表现，可表现典型纵行排列，也可以表现为环形或跳跃性线性排列，因此胶囊内镜在一定程度上有助于小肠 CD 的诊断。值得注意的是，这种较为表浅的小肠溃疡在小肠 CT 造影、磁共振小肠成像、消化道造影等影像学检查中很可能出现假阴性结果，因此可能造成对小肠病变的低估甚至误诊。

（三）鉴别诊断

1. *肠结核*　溃疡形状为环形、不规则，常无节段性分布，多见肠外结核，结核菌素试验强阳性，抗结核治疗后症状可改善，肠道病变好转。

2. *肠淋巴瘤*　临床表现为非特异性胃肠道症状，腹痛、腹部包块、体重下降、肠梗阻、消化道出血等较为多见，发热少见。镜下可见区域性发白，局部黏膜粗糙，可有结节样改变，黏膜明显增厚，一般病变环着肠腔全周生长，伴或不伴有管腔狭窄。

3. *肠淋巴管扩张症*　镜下可见轻微白色或缺乏色调变化的多发黏膜下肿瘤样隆起，其周边散在白斑或白色绒毛，必要时可行小肠镜下病理活检进一步鉴别诊断。

（四）注意事项

1. 有吞咽障碍者禁忌行胶囊内镜检查。

2. 怀疑有肠梗阻、消化道畸形、狭窄，不应行胶囊内镜检查。

3. 心脏起搏器和植入型心律转复除颤器，可能会对胶囊内镜产生干扰。

4. 不同意行手术取出滞留的胶囊者。

5. 孕妇禁行胶囊内镜检查。

6. 胶囊内镜利用患者肠蠕动将智能胶囊转运至小肠并对肠道局部进行拍摄，能够获取清晰的小肠图像。但检查前需要做好肠道准备工作，能保证拍摄图像质量，且对小肠黏膜进行直接观察，能了解患者小肠黏膜情况，判断小肠血管形态有无异常情况。若肠道准备工作欠佳，可能无法获取有价值的信息，最终可能徒劳无功。

7. 胶囊内镜无法行病理活检，如果需要病理活检明确诊断，需进一步做小肠镜、结肠镜及胃镜等相关检查。

第二节　影像学检查

一、小肠 CT 造影

小肠 CT 造影（computed tomography enterography，CTE）是患者口服或经小肠导管注入对比剂后，通过多排螺旋 CT（MSCT）增强扫描获取图像，并进行图像后处理重建，使肠腔、肠壁、肠系膜、腹腔内血管、腹腔内实质性脏器及后腹膜多方位显示出来的技术。小肠导管灌入对比剂扩展肠管效果好，但患者有一定痛苦，临床应用受限。口服对比剂法简便易行，目前临床应用较为普遍。

（一）检查方法

1. 检查前准备

（1）患者于检查前一晚低渣饮食，餐后 1～2 小时口服缓泻剂。

（2）检查当日早餐禁食。

（3）检查前 45～50 分钟分次口服 2.5% 甘露醇溶液共 1000～1500ml 以充盈肠道。

（4）检查前 10 分钟肌内注射山莨菪碱 0.2mg/kg，再次口服 2.5% 甘露醇溶液 500ml，以减少胃肠蠕动，保证近段小肠充盈。

2. 检查注意事项

（1）检查前一天避免服用大量产气较多的食物，如豆制品，以免图像有较多气体伪影。

（2）对于儿童或老年人，如不能耐受 1500～2000ml 的等渗甘露醇溶液，可以服用 500～1000ml 等渗甘露醇溶液。

（3）完全性肠梗阻的患者不需要口服对比剂，可直接进行增强扫描，利用肠腔内的液体形成良好的肠腔充盈状态。

（4）有山莨菪碱禁忌证的患者，如前列腺肥大、青光眼、心律失常等，禁用山莨菪碱。

3. CT 扫描方法

（1）使用 CT 进行平扫及增强扫描，范围从膈顶到耻骨联合，疑有肛瘘的患者应包括全肛门；采用高压注射器，注射浓度为 370mg/ml，注射速率为 4ml/s，注射剂量为 1.0～1.5ml/kg。采用动脉期、门静脉期双期扫描，层厚 5mm、重建层厚 1mm。动脉期主要观察肠系膜血管畸形及富血供肿瘤的动脉供血情况，动脉期应在动脉晚期，此时小肠黏膜强化最显著，门静脉期主要观察肠壁有无异常强化。

（2）图像后处理采用多层面重建（MPR）、最大密度投影（MIP）、容积再现（VR）、曲面重建（CPR）等方式。正常小肠 CTE 表现：冠状面重建图像显示，空肠位于左上腹和中腹部，黏膜皱襞多且密集，呈"羽毛状"，回肠位于右下腹，黏膜皱襞稀少。

（二）影像学表现

1. 小肠克罗恩病 CTE 表现 CT 不能显示 CD 的早期黏膜改变。无肠管狭窄的小肠 CD 的 CT 表现无特征性，仅表现为小肠肠壁轻度增厚。

CD以小肠发病率最高,尤其是末端回肠。研究表明,CD虽可累及全消化道,但主要发病部位在小肠。病变呈节段性分布,表现为多个肠段肠壁增厚和强化增加,称为跳跃性病变("跳跃征")(图3-14);急性炎症时,CT横断面上,增厚的肠壁常表现为"靶征"或"双晕征"(图3-15);增厚的肠壁可呈节段性;回肠肠系膜纤维脂肪增厚也是小肠CD的特征性表现,在CT上可见到脂肪增厚而引起的右下腹肠曲分离。

CD一旦出现肠管狭窄、变形,则CT表现极具特征性,即小肠肠壁呈节段性和对称性增厚,肠腔狭窄或闭塞。

此外,急性活动期或复发性CD时,CTA上病变肠段肠周系膜血管常显示为增多、扭曲和扩张,也可呈现为非特异性的"梳齿征"(图3-16),慢性静止期病变的肠系膜血管常无明显变化。因此,CT增强扫描对判断CD的活动性具有重要意义。慢性期的CD,通常表现为系膜缘因黏膜下纤维组织增生牵拉而缩短,由于肠道蠕动及肠腔内的液体的流动碰撞,所以游离缘呈囊袋状向外突出,类似真性憩室改变,但又有别于真性憩室,因此称为假性憩室(图3-17)。

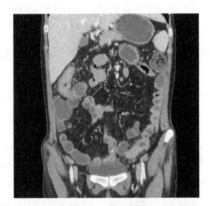

图3-14 "跳跃征"

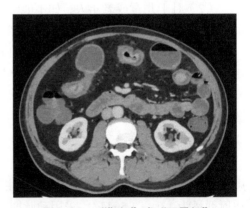

图3-15 "靶征"或"双晕征"

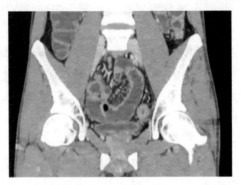

图3-16 "梳齿征"

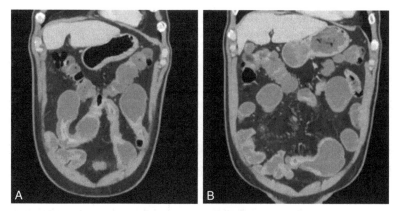

图 3-17　"假性憩室"
A. 右中腹小肠假性憩室；B. 左下腹小肠假性憩室

2. 鉴别诊断

（1）溃疡性结肠炎：UC 与 CD 同属于炎症性肠病，UC 是一种主要侵犯结肠黏膜和黏膜下层的慢性结肠炎，多见于男性，发病高峰年龄在 30～39 岁。UC 与 CD 的鉴别主要如下：① UC 临床表现为腹痛、腹泻、黏液脓血便、腹部压痛、反跳痛为主，而 CD 的腹泻一般无肉眼血便。② UC 病变从直肠开始向结肠近端发展，结肠病变一般局限于黏膜与黏膜下层，很少深入肌层，并发结肠穿孔、瘘管或周围脓肿少见，但 CD 是透壁性炎症，常引起瘘管、蜂窝织炎、肛周病变等。③结肠增厚是 UC 最显著的影像改变，表现为结肠壁增厚程度较轻，一般厚度为 6～10mm，且具有连续性、对称性、均匀和浆膜面光滑的特点，这也是 UC 区别于 CD 或其他结肠病变的关键。CD 多表现为小肠节段性肠壁增厚，且增厚肠壁先以系膜侧为著。④ UC 病变肠壁有黏膜面改变、肠管形态改变（肠腔狭窄、肠管僵直及缩短等表现，同时伴有结肠袋变浅或消失）、肠系膜改变、肠壁分层现象（此征象并非 UC 的特异性表现）。常从累及直肠和左半结肠开始，如直肠正常，可排除，直肠出血几乎存在，病变明显者症状可反复。

（2）回盲部肠结核：肠结核与 CD 两者鉴别较为困难。可从以下方面予以综合考虑：①回肠末端及回盲部是肠结核常见的病变部位，CD 可发生于消化道的任何部位，但主要好发于回肠末端和右半结肠。②肠结核病变多呈连续性分布，而且增厚的肠壁与正常肠壁逐渐过渡，但 CD 患者常呈多节段性分布。③肠结核以横行的、全周的带状溃疡和星状溃疡为特征，溃疡病变后期纤维组织增生及瘢痕挛缩使受累回肠末端、盲肠及回盲瓣变窄、变形、缩短。CD 则为多发纵横交错的线性溃疡，以纵行溃疡为主，且易穿透肠壁形成瘘管、肠管外炎性肿块和脓肿。④肠结核溃疡周围呈细小的颗粒及网格，肠壁可见较大的且大小不等的结节和肿块；CD 溃疡周围的黏膜皱襞增粗、隆起，呈大小相仿的铺路石样改变。⑤肠结核以横行带状溃疡所致环形对称狭窄居多；而 CD 肠壁增厚多表现为系膜侧为重的非对称性。⑥肠结核少见肠系膜区淋巴结增大、聚集，而 CD 则较为多见。

3. **溃疡性结肠炎 CT 表现** 早期 UC 的细微黏膜改变在 CT 上无法显示。严重的黏膜溃疡可形成假性息肉，当该种息肉足够大时则 CT 可显示。当患者出现中毒性巨结肠时，在 CT 上均可发现肠壁的增厚、穿孔和积气等改变。慢性 UC 主要 CT 表现为肠壁增厚和管腔狭窄。由于黏膜肌层的增生造成黏膜层的增厚而黏膜下层脂肪的沉积、急性期的水肿导致黏膜下层的增厚，从而造成管腔的狭窄，表现为"靶征"或者"晕征"。管腔由一圈软组织密度影包绕（黏膜层、黏膜固有层、增生的黏膜肌层），外围环以低密度影（水肿或者脂肪变性的黏膜下层），依次还有软组织密度影（固有层），该种征象并非 UC 所固有，也见于 CD、假膜性肠炎缺血性或者放射性肠炎等疾病。由于 UC 的炎症较少累及肠周固有肌层和浆膜层，其增厚肠壁的浆膜层光滑、完整。增厚肠壁均匀、对称和浆膜面完整是 UC 诊断的重要特征之一。CT 扫描后的三维重组图像对 UC 的肠壁增厚、肠管缩短、肠腔狭窄、肠袋变浅（消失）等病理形态改变的显示更为清楚。

二、磁共振小肠成像

磁共振小肠成像（MRE）是一种新兴的检查技术，通过口服对比剂充盈肠道，并采用快速 MRI 序列获得清晰的肠道图像，具有较高软组织分辨力、安全、无创、无电离辐射等优点，并可进行多期动态增强及扩散加权成像（diffusion weighted imaging，DWI）等功能成像，在炎性肠壁、消化道肿瘤及血管性病变的诊断方面应用越来越广泛。

（一）MRE 对比剂和解痉剂

1. **阳性口服对比剂** 大部分阳性对比剂都是顺磁性物质，如钆剂、亚铁剂及锰剂等。阳性对比剂对肠壁增厚显示最佳，但肠腔易与强化的肠壁相混淆。此外，一些天然物质如牛奶、绿茶、蓝莓汁也可以缩短 T_1 弛豫时间，缺点是它们在胃肠道内的信号不均匀。

2. **阴性口服对比剂** 阴性口服对比剂是含有铁氧化物粒子的超顺磁性物质。它们诱导局部磁场不均匀，因此在 T_1WI 和 T_2WI 信号都明显降低（"黑腔"表现）。磁场不均匀性所产生的伪影会低估对肠壁增厚的诊断。静脉注入对比剂增强扫描后，一些病变（炎症或肿瘤）的异常强化，会与腔内的低信号形成良好的组织对比。

3. 双期相口服对比剂　是目前 MRE 使用最为广泛的对比剂，表现为 T_1WI 低信号、T_2WI 高信号，水是最常用的口服对比剂，但在其抵达回盲部之前，大部分已被吸收，因此提出了许多可以减少肠道吸收的对比剂。甘露醇是一种最常见的添加剂，但是，会同时产生渗透作用如腹泻和腹部绞痛。此外，在使用甘露醇进行 MRE 检查后，不能进行电凝结肠镜检查，因为甘露醇分解时会产生甲烷和氢气。聚乙二醇和硫酸钡也是一种常用的添加剂，但味道不易被患者接受。

4. 解痉剂　为了减少肠道蠕动产生的伪影，通常使用抗胆碱药，如山莨菪碱等，用药剂量根据 0.2mg/kg 来计算，青光眼、前列腺肥大和心律失常等为禁忌证。

（二）检查前准备

（1）患者于检查前一晚低渣饮食，餐后 1～2 小时口服缓泻剂。

（2）检查当日早餐禁食。

（3）检查前 45～50 分钟分次口服 2.5% 甘露醇溶液共 1000～1500ml 以充盈肠道。

（4）检查前 10 分钟肌内注射山莨菪碱 0.2mg/kg，再次口服 2.5% 甘露醇溶液 500ml，以减少胃肠蠕动，保证近段小肠充盈。

（5）由于 MRE 成像技术的很多序列都需要屏气，一次屏气时间通常是 15～25 秒，为此必须向患者详细说明检查程序和屏气时间来确定患者是否能够耐受。

（三）MRE 检查的序列

患者通常采用仰卧位，主要序列为以下几种。

1. half-fourier single shot RARE（HASTE）或 T_2 single-shot fast spin-echo（T_2SSFSE）　产生重 T_2 图像，肠壁呈低信号，肠腔内呈高信号。HASTE 序列由于肠道蠕动而肠腔内通常会产生流空伪影，因此扫描前使用抗胆碱药。其对化学位移不敏感，因而可以清晰地观察肠壁厚度，肠壁呈高信号常提示炎性水肿，可以增加脂肪抑制区分水肿和脂肪沉积。

2. true fast imaging with steady-state procession（True-FISP）或 fast imaging employing steady state acquisition（FIESTA）　组织对比来自于 T_2/T_1，肠壁呈等信号，肠腔内的液体呈高信号，通常做脂肪抑制序列，图像类似小肠钡剂造影。True-FISP 或 FIESTA 通常用来观察肠系膜（脂肪、淋巴结、血管）等结构。CD 患者的黏膜溃疡、梳齿征及肿大的肠系膜淋巴结在此序列上显示最清晰。True-FISP 序列最常见的伪影是化学位移伪影，通常在水和脂肪同时存在的像素内出现。

3. 3D 插入法屏息 T_1WI 序列（VIBE、LAVA、FAME、THRIVE） 这些序列通常用于增强序列，用来观察是否有异常强化灶。建议增强之前做冠状面平扫，以及在增强后使用冠状面和横断面序列来观察肠壁的强化。

4. 弥散加权成像（DWI） 弥散加权成像反映细胞内水分子的弥散运动的情况，通常用表面扩散系数（ADC）值来量化。在活动性 CD 中，ADC 值下降反映了水分子的弥散受限。Floire 等报道其对炎症性疾病的敏感度和特异度分别为 95% 和 82%。

5. 磁共振电影成像（magnetic resonance cine ） 常用来观察肠道的蠕动情况，肠粘连通常表现为粘连成角，肠管位置相对固定，以及肠管的正常蠕动消失。

（四）克罗恩病 MRE 表现及主要征象

由于单纯靠临床表现不能准确判断 CD 是否处于活动期，所以需要寻求其他方法，MRE 可以用于 CD 的诊断、病情的评估和病变纤维化程度的监测。

CD 的 MRE 表现主要征象有肠壁增厚，T_2WI 肠壁信号的变化，肠壁强化的变化，肠腔狭窄，以及肠周的变化。

1. *肠壁增厚* 正常肠壁厚度在肠管扩张时不大于 3mm，水肿或炎性浸润或纤维组织增生可使肠壁增厚，当肠壁厚度超过 4mm 时视为增加，肠壁厚度可达 10mm。CD 患者活动期肠壁厚度的平均值，比非活动期患者明显增加。为了准确地测量肠壁的厚度，应该将肠管充分扩张，因为塌陷的肠壁易误认为肠壁增厚，会造成结果假阳性。

2. *T_2WI 肠壁信号的变化* T_2WI 图像上，活动期 CD 患者，病变肠壁呈高信号（图 3-18）。T_2WI 上的高信号，与生物学指标如 CD 活动指数（Crohn's disease active index，CDAI）、实验室指标（如 C 反应蛋白水平）及组织学检查有明显相关性。

3. *肠壁强化的变化* T_1WI 序列增强扫描时，肠壁强化是活动期 CD 最重要的表现之一，然而强化的程度和炎症的活动度相关尚存争议，CD 患者肠壁强化的 MRI 表现与活动性炎症肠壁的多层 CT 表现相似，肠壁的强化可以表现为黏膜层强化（肠壁最内层强化）、全层均匀强化（肠壁各层同等强化）和分层样强化（黏膜层和浆膜层的强化及中间层相对强化减弱）（图 3-19）。一项研究对比了 CDAI、C 反应蛋白与肠壁强化模式的关系，发现临床活动期 CD 患者其强化模式是黏膜层先强化，浆膜层后强化，而临床非活动期患者则表现为全层均匀强化。

4. *肠腔狭窄* 当肠腔变窄超过 50% 时，可以在各个序列上观察到肠管狭窄，以往文献中，对肠腔变窄到什么程度可以定义为狭窄，意见尚未统一。当出现近端肠管扩张时，提示可能有肠梗阻存在；临床对于炎症或纤维化导致的狭窄治疗方法不同，因此鉴别炎症或纤维化显得尤为重要，增强扫描后，活动期病变有强化，而纤维化狭窄不强化。目前有些研究显示，MRE 对于炎性或纤维性病变有较高的辨识能力，这种区分具有重要的临床管理意义：发现纤维性狭窄有利于早期手术干预，鉴别非纤维化性炎症将有利于内科治疗的选择。而目前并没有满足纳入标准的 CTE 研究表明其具有有效鉴别炎性和纤维化性病变的能力，相反，有研究提到了 CTE 对于分辨肠道炎症或纤维化存在着明显局限性。

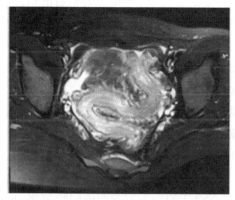
图 3-18　肠壁增厚，T_2WI 信号增高

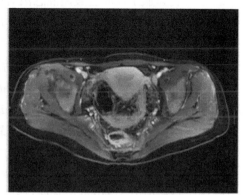
图 3-19　肠壁分层样强化

5. 肠周的变化　活动期 CD 患者肠系膜血管血流增加，肠系膜小血管像梳子齿状排列，因而称为梳齿征，True-FISP 及 T_1WI 增强序列中易观察到此征象。此外，CD 患者中常可以发现直径大于 1.0cm 的淋巴结。MRI 可以显示肠腔外的瘘管和脓肿，由于炎症的存在，T_1WI 增强后最适合观察瘘管；脓肿因其内存在液体，在 T_1WI 增强图像上中心表现为低信号，脓肿壁表现为强化，在 T_2WI 图像中，表现为中心高信号，周围稍低信号。此外，MRI 可以观察到脂肪爬行征，此征象常见于既往出现活动性 CD 患者，表现为受累肠段邻近的肠系膜脂肪呈条索状、皱缩状改变，与其他肠祥分离使得病变肠祥更易于辨认。

三、小肠 X 线造影

传统的 X 线钡剂小肠造影分为口服钡剂小肠造影法、小肠稀钡灌肠造影法、小肠双对比造影法，其中以小肠双对比造影法为首选检查方法。随着影像技术的飞速发展，特别是多排螺旋 CT 和高场强磁共振设备的应用，CTE 和 MRE

检查已逐步取代 X 线钡剂小肠造影，成为小肠病变检查的首选检查方法，而传统的 X 线钡剂小肠造影则成为小肠病变补充检查方法。

（一）小肠双对比造影法

1. 对比剂配制　300g（Ⅰ型）硫酸钡干混悬粉剂加温水 500ml，配制成 60%W/V 浓度的钡混悬剂，现配现用。对比剂用量 400 ～ 500ml。

2. 操作方法及步骤

（1）用 20ml 清水口服产气粉一袋后，紧接着口服 100ml 硫酸钡混悬液对比剂，观察食管、胃及十二指肠双对比影像。

（2）再口服 100ml 硫酸钡混悬液对比剂，俯卧位观察后，再转到右前斜位，使气体经幽门管进入十二指肠及空肠，形成上部小肠的双对比影像，跟随对比剂及气体观察，记录空肠的双对比像。

（3）当大量对比剂进入空肠下段后，再口服 200ml 硫酸钡混悬液对比剂，同时肌内注射甲氧氯普胺（胃复安）20mg。

（4）追踪观察对比剂的下行情况，动态观察，点片了解，记录肠管的运动、形态、位置，小肠肠管的张力，管壁柔软情况，有无狭窄、异常扩张。

（5）当对比剂通过回盲瓣时，给予口服余下的 100ml 硫酸钡混悬液对比剂，采取右侧卧位，同时肌内注射山莨菪碱（654-2）20mg。透视下观察低张药物对肠道所起的作用，可以采用头低足高位，配合压迫器观察盆腔内回肠的移动；回肠末段是小肠病变的好发部位，一定要仔细观察。

（6）10 ～ 15 分钟，低张药物起效，小肠停止蠕动，经肛门插入 18F 或 20F 一次性透明肛管，注入空气约 800ml，气体经舒张的回盲瓣逆行进入小肠，形成下部小肠的气钡双对比影像。

（7）用数字胃肠机分段进行观察、采集、点片记录图像。

3. 注意事项　小肠双对比造影钡剂浓度不能太高，不能超过 70% W/V，使压迫器进行适当的加压，观察肠管在压迫状态下的活动度、移动情况、功能状态、肠管扩张及管壁的柔软度；双向给气时，上部胃内的气体要充分利用体位的变化使气体进入十二指肠。下部的气体一定要在低张效果起效后，再行经肛门注气；肠道完成清洁准备，清空结肠，使肠道干净，不会有结肠影像对小肠的干扰；减小腹腔容积，有利于对比剂的下行及阑尾的显示，也能减轻逆行注气时腹部的不适。

（二）小肠造影正常 X 线表现

小肠的通过时间变化很大，口服法小肠造影的小肠通过时间为 5 分钟至 2 小时，一般是 45 分钟，小肠钡剂灌肠法通过时间为 5 ～ 15 分钟。从空肠至回肠管腔逐渐变细，当充钡时，小肠的宽度是腰椎椎体的 1/2，空肠为 2.5 ～ 3cm，回肠为 1.5～2.5cm。小肠钡剂灌肠时，肠壁伸展，空肠宽度为 4cm，回肠为 3cm。双对比造影时，肠管充气扩张，空肠宽度达 4.5cm，回肠达 3.5cm。两个相邻肠管之间的距离一般为 2～3mm，但在肥胖者可能增宽。

空肠黏膜皱襞较多，垂直于肠管纵轴排列，呈围绕肠腔的环形皱襞，相邻皱襞相互平行或呈弹簧状，皱襞间的距离为 2～5mm，而且变化很大，范围可在 1～10mm。皱襞宽度为 1～2mm，高度为 2～5mm。回肠皱襞稀少，两皱襞间的距离约 15mm，在肠管蠕动时可变成纵行，与肠管平行，加压时可以消失，回肠皱襞的宽度为 0.5～1mm，高度为 0.5～3mm。正常小肠肠壁光滑柔软，双对比造影时腔壁线清晰锐利，在黏膜皱襞与肠管相交处，肠壁轮廓呈小锯齿状，在肠管走行转折处可见圆形或半圆形轮廓线，光滑锐利。正常的小肠绒毛不能显示，如果出现绒毛，可能提示有病变。小肠绒毛是小肠黏膜表面肉眼可见的最小解剖单位，由黏膜上皮和固有层呈指状突起突向肠腔而形成，十二指肠和空肠上段最密集，至回肠则逐渐减少，相邻绒毛间为肠腺开口。表现为弥漫的直径 0.5～1mm 圆形规则的颗粒状透亮影，肠壁轮廓呈小针刺状。如果小于 0.3mm 则不能显示。在末端回肠，常可见到直径 1～2mm 的小类圆形颗粒影，为正常淋巴滤泡所致。在小肠双对比造影时，有时可见到大小不等、分布不均、位置及形态可变的透亮环状影，为气泡所致，边缘光滑锐利，相邻肠壁光滑柔软。在末段小肠可因肠管相互重叠，影响观察。可采用头低位进行检查。

（三）克罗恩病影像表现

小肠钡剂造影 X 线表现如下。

（1）溃疡：阿弗他溃疡是 CD 的早期征象，表现为直径 1～2mm 的钡点，周边有环状透亮晕，反映黏膜的表浅损害，无特异性，散在分布于黏膜表面。也可见约 1cm 大小的多边形或星状溃疡，见于病变早期或复发性病变，随着病程的进展可见较大的圆形和卵圆形溃疡，多呈纵行排列，即与肠管纵轴平行排列，周围黏膜皱襞可向龛影集中。纵行线状溃疡是其特征性的表现，长度不等，位于肠系膜侧，其长轴与肠管纵轴一致。黏膜皱襞向线状溃疡集中，溃疡可以是连续或非连续性的。有时由于大而明显的横行黏膜皱襞集中而发现纵行溃疡，星状和多边形的溃疡可与线状溃疡连续存在，纵行排列，双对比造影显示比较好，而过度加压可使病变消失。

（2）黏膜表面隆起：早期黏膜表面可见小的颗粒状隆起，是由于黏膜和黏膜下层水肿所致，病变进一步发展，黏膜下层明显水肿和炎症，淋巴滤泡增生可使黏膜表面显示大小不等的结节状表现，肠壁边缘呈花边状或显示指压痕。卵石征是 CD 的相对特征性的表现，表现为纵横交错的溃疡之间的形状不一，大小不等的卵石样结节，边缘光滑锐利。

（3）肠管狭窄：多为非对称性狭窄，有时可累及几段肠管，肠系膜侧收缩，而对侧膨出形成囊袋状假憩室，肠系膜侧肠管变硬，对侧呈弓状变形。

（4）黏膜皱襞不规则增厚，边缘模糊，并有黏膜皱襞相互融合或呈小结节状表现，黏膜表面绒毛增大呈毛刺状或磨玻璃状表现。这些都是非特异性的表现，是黏膜和黏膜下层水肿、肠分泌增多、绒毛异常等原因所致。

（5）瘘管与窦道：来自穿透性横行或纵行溃疡，可为盲管状，也可形成回回肠瘘、回盲肠瘘、回结肠瘘，甚至回肠皮肤瘘管。

（6）病变呈节段性分布为 CD 的特征之一，典型者在正常肠管与病变肠管之间有移行区，从病变区到移行区，病变越来越轻。病变好发于肠系膜侧或肠系膜侧病变程度比较重，呈不对称性分布。盲肠可以受累，盲肠病变好发于回盲瓣或盲肠内侧，是末端回肠通过回盲瓣的直接侵犯，也可是原发病变。

（四）鉴别诊断

小肠 CD 需要与下列疾病进行鉴别。

1. **肠结核**　与 CD 不易鉴别，X 线表现也很相似。肠结核溃疡常为横行分布，肠管狭窄多为环形狭窄。据文献报道，病变也可呈节段性分布。如果在其他部位如肺或生殖系统有结核病灶者，多为肠结核。回盲部病变可进行结肠镜检查及活检，结核的典型病理改变为干酪性肉芽肿，但病变常不典型。可试用抗结核药物进行诊断性治疗。

2. **小肠淋巴瘤**　小肠钡剂造影检查可显示单发或多发结节状充盈缺损，也可表现为肠管狭窄，部分可见纵行溃疡，一般病变范围比较广泛。CT 检查可显示腹腔淋巴结肿大。临床表现更为明显，腹痛、腹泻及发热等症状多为持续性，病程进展较快，浅表淋巴结肿大。

3. **慢性溃疡性空回肠炎**　小肠钡剂造影表现为对比剂被稀释，肠管狭窄和扩张，黏膜皱襞增厚，由于明显的分泌紊乱而使溃疡不易显示。腹痛腹泻是突出表现，体重下降、吸收不良和低蛋白血症更为明显。

4. **肠型 Behcet 病**　小肠钡剂造影表现为圆形或椭圆形龛影，很少呈纵行线状，边缘光滑锐利，多见于回盲部，位于肠系膜附着缘对侧。肠管狭窄比较少见。反复发作口腔和生殖器溃疡及眼部损害为临床主要诊断依据。

5. **缺血性肠炎**　小肠钡剂造影可显示一段或几段肠管轻度狭窄，狭窄为对称性的向心性狭窄，与两端肠管逐渐移行，中心部分边缘光滑，狭窄的近端可见溃疡。近端肠管轻度扩张，黏膜皱襞增厚或增高，有时可以显示指压痕，特别是在肠系膜对侧缘多见。临床表现以腹痛为主，与进食有关。

6. **非特异性溃疡**　口服小肠钡剂造影显示肠管局限性狭窄，近端肠管扩张，狭窄边缘光滑，很难发现溃疡，相邻肠管无异常。双对比造影和压迫法可显示溃疡的形态，圆形和椭圆形，周围可见环形水肿带，也可见周围黏膜皱襞集中，并可见小而浅的溃疡合并存在，愈合时见肠管局限性狭窄。化验检查嗜酸细胞增多。

（五）溃疡性结肠炎 X 线表现

UC 早期在 X 线上主要表现为黏膜水肿，结肠无名沟和无名小区变得模糊和粗糙。以后则出现颗粒状或砂粒状黏膜，在结肠黏膜上呈现许多细小分布较均匀的斑点状密度增高影，正常结肠黏膜背景消失。结肠的腔壁线也较毛糙。随着病变的发展，结肠的黏膜表面发生多发表浅溃疡，在 X 线上表现为粗颗粒状黏膜。这时结肠的腔壁线变得更为粗糙，并见增厚。典型的表现有撤扣样溃疡、双边征、假性息肉和炎性息肉。撤扣样溃疡为黏膜下脓肿溃破后形成底较宽、口较小的溃疡，侧位观如同撤扣状。双边征为溃疡相连形成的钡状线影与黏膜表面涂布形成的腔壁线影呈相平行的双线影。假性息肉是黏膜脱落坏死后形成的溃疡间残留的炎性黏膜相对隆起所致。在双对比相上表现为直径不到 1cm 的环状影，这种环状影比一般息肉所形成的环状影毛糙，在钡池中呈现为小的透亮影。UC 反复发作后，可出现结肠袋消失和直肠瓣变浅，结肠管腔变窄和缩短，乙状结肠和结肠脾曲可有相当的缩短。

四、经腹肠道超声

经腹肠道超声（TBUS）是一种无创检查方法，利用超声波技术，可以检查人体肠道的结构、功能及病变等情况，在 IBD 的诊断与随访中越来越受到重视。肠道超声的发展史可以追溯到 20 世纪 50 年代，当时，人们开始尝试利用超声波技术进行医学检查。随着技术的不断发展和完善，肠道超声逐渐成为医学界广泛应用的一种重要诊断手段。

早期的肠道超声技术主要采用二维超声技术，其图像分辨率较低，仅能提供有限的结构信息。随着时间的推移，医学界开始探索更先进的技术，如经直肠超声、经口超声、经皮肝胆管超声等。这些技术使肠道超声的应用范围更加广泛，且具有更高的准确性和安全性。

（一）检查前准备

1. 空腹　通常建议在检查前至少 6 ～ 8 小时不进食任何食物，以避免肠胃内残留物对检查结果的影响。

2. 饮食限制　在空腹的基础上，还需要避免饮用含有乳糖的饮料，如牛奶、豆浆等，以免影响肠道内气体排出。同时，避免食用油腻、易产生气体的食物，如油炸食品、豆类、葱姜蒜等，以减少肠道内气体的产生。

3. 排空膀胱　如果检查需要评估泌尿系统的情况，患者需要在检查前排空膀胱，以便更好地观察泌尿系统。

4. 着装　患者需要穿着轻便、方便穿脱的衣服，以便进行检查。

5. 根据医生要求　在接受检查前，患者应该与医生或技师沟通，了解详细的准备事项和注意事项，以确保检查的顺利进行。患者不需要特别准备，不需要使用泻剂或灌肠等方法，检查时间通常在 30 分钟左右。

（二）典型超声表现

通过超声波的显像，TBUS 可以显示肠壁的厚度、黏膜的变化、病变部位的狭窄或梗阻、溃疡和肠管的扩张或收缩等特征。IBD 在 TBUS 下的典型表现包括以下方面。

1. **肠壁增厚**　TBUS 可以显示肠道壁的厚度，IBD 患者肠道壁通常比正常人壁厚，而且壁厚度会随着炎症的加重而增加。

2. **黏膜病变**　IBD 患者的肠道黏膜通常会出现溃疡、炎症和出血，TBUS 可以清晰地显示这些病变，从而帮助医生做出正确的诊断。

3. **狭窄或梗阻**　IBD 患者中，肠道可能会出现狭窄或梗阻，导致肠道内容物通过困难，TBUS 可以检测到这些狭窄或梗阻的存在，并且可以确定其位置和程度。

4. **肠道扩张或收缩**　IBD 患者中，肠道可能会出现扩张或收缩，TBUS 可以显示肠道的大小和形状，从而帮助医生确定肠道是否存在扩张或收缩。

TBUS 检测还可以帮助医生判断是否需要进行更进一步的检查，如结肠镜检查或活检。

（三）TBUS 检测的优势

与传统的结肠镜或放射性扫描相比，TBUS 检测具有多种优点。首先，它是一种非侵入性的检查方法，不需要插入任何器具进入肠道，不会给患者带来不适和痛苦。其次，TBUS 检测可以检测到肠道内的轻微炎症，而结肠镜或放射性扫描通常只能检测到比较严重的炎症或病变。此外，TBUS 检测可以在短时间内得到结果，减少患者的等待时间，提高了效率。

TBUS 检测的优点不仅在于检查的准确性和安全性，而且在于其在临床上的应用前景和进展。TBUS 检测可以结合其他技术使用，如超声内镜和彩色多普勒技术等，从而提高诊断的准确性和可靠性。同时，TBUS 检测也可用于评估药物疗效，因为它可以监测肠道内炎症的变化，评估药物治疗的有效性。TBUS 检测还可以在疾病的早期阶段进行检测，帮助医生进行早期诊断和治疗，降低 IBD 的发病率和死亡率。在 IBD 患者中，TBUS 可以检测肠壁厚度、肠道狭窄、肠腔直径、肠袢扩张、肠瘘等病变，同时也能够发现肠外病变如脓肿、肝脾大、淋巴结肿大等。一些研究表明，TBUS 能够与其他预后指标（如炎症标志物、内镜检查等）相比，更早地发现肠壁增厚、狭窄、瘘管等病变，可以帮助预测 IBD 患者的治疗反应和预后。TBUS 还能够在治疗后评估病情的变化，比如肠壁的恢复程度、狭窄的缩小程度等，对于指导治疗方案的调整具有重要意义。

随着 TBUS 检测技术的不断改进，其应用范围也在不断扩大。例如，经肛门超声检测技术可以检查直肠和肛门病变，这对于 IBD 和肛裂等疾病的诊断和治疗非常有用。另外，新的超声对比剂和三维超声技术的出现，也将进一步提高 TBUS 检测的准确性和可靠性。

TBUS 检测在 IBD 的诊断和治疗中具有重要的优点和前景。其非侵入性、准确性、安全性和方便性使得其成为一种受欢迎的检查方法，同时其应用也在不断发展和改进中。在未来，TBUS 检测将继续在 IBD 的诊断、治疗和监测中发挥重要作用，为患者提供更加准确和有效的医疗服务。

第三节　病理检查

UC 和 CD 在病史、临床特征、病理学特征、有效的治疗方法及其疗效等方面均有所不同，因此将它们区分开就显得很重要。组织病理学在炎症性肠病的诊断和临床管理中发挥着日益重要的作用。

一、溃疡性结肠炎病理特征

（一）大体特征

UC 的病变通常位于结直肠，疾病在早期通常始于直肠，并向近端肠管蔓延。UC 主要累及黏膜层，如果炎症程度严重，可累及更深层。活动期 UC 肠黏膜红色，颜色均匀一致，颗粒状，质脆，由浅表溃疡形成，病变黏膜与正常黏膜分界清楚。大部分病例黏膜病变呈连续性分布，但部分病例病变可表现为片状不连续分布。重症病例有广泛溃疡形成，溃疡间黏膜形成炎性假息肉，主要见于乙状结肠和降结肠。UC 的纤维化相比 CD 不常见且不严重。

（二）镜下特点

1. 上皮的改变　一方面是隐窝结构改变、隐窝萎缩和黏膜表面绒毛状结构（图 3-20，图 3-21）。存在隐窝萎缩、异常的隐窝结构和黏膜表面绒毛状或不规则改变更倾向于诊断 UC。失去正常规则排列的特征，表现为隐窝扭曲、分支、形态不规则或扩张、大小不一等，有时黏膜可呈绒毛状外观，同时可见隐窝萎缩改变，表现为隐窝数量减少，隐窝间距离增宽，隐窝缩短并导致隐窝底部与黏膜肌的间距增宽。另一方面是细胞的改变，包括杯状细胞减少及脾曲以远左半结肠出现帕内特细胞化生，但不具有特异性。部分 UC 可见多少不等的炎性假息肉形成，形态多样，可以互相粘连形成黏膜桥，较多见于乙状结肠和降结肠，直肠相对少见。病变呈弥漫连续分布，病变近端与正常交界处黏膜隐窝结构改变可不明显，炎细胞可呈局灶性、片状分布。镜下改变必须结合特征性的内镜和临床表现方能确诊。静止期 UC 表现为炎细胞数量减少，黏膜基底部浆细胞增多现象消失，缺乏活动性炎症，黏膜结构可恢复正常，或仍可见隐窝结构异常和萎缩。

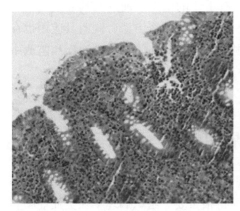

图 3-20　溃疡性结肠炎

隐窝数量减少，黏膜固有层可见淋巴细胞和浆细胞浸润

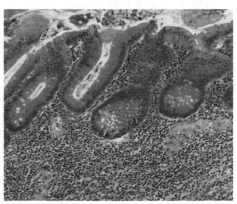

图 3-21　溃疡性结肠炎

隐窝数量减少、隐窝间距增宽，黏膜固有层可见淋巴细胞和浆细胞浸润

2. 炎细胞改变　弥漫性黏膜全层慢性炎症 / 弥漫性炎症 / 重度弥漫性黏膜全层炎细胞浸润 / 黏膜全层炎细胞数量增多（图 3-22）。在同一部位和不同部位的活检标本中，弥漫的淋巴细胞、浆细胞高度提示 UC，特别是重度炎症和出现黏膜基底部浆细胞更提示 UC。黏膜全层以浆细胞为主的弥漫性混合炎细胞浸润，活动性病变可见隐窝炎及隐窝脓肿（图 3-23）。黏膜基底部浆细胞增多是诊断 UC 较为可靠的指标，在 UC 早期隐窝结构改变出现之前即可出现。潘氏细胞化生在 UC 中也常见（图 3-24）。

一些特征会给 UC 的诊断起到提示作用：①活动性炎症的模式和严重程度。隐窝炎和隐窝脓肿可出现在任何黏膜炎性病变中，包括感染、药物性结肠炎、旷置性结肠炎等。溃疡性结肠病更可能出现活动性炎症改变，活动性炎症的程度可能会对提示 UC 有所帮助，广泛的隐窝炎、大量的隐窝脓肿或上皮内中性粒细胞浸润等表现更提示 UC。②解剖部位之间的变化梯度。溃疡性结肠炎通常表现为从远端开始，向近端不同程度地延伸。弥漫性黏膜全层炎症、弥漫性隐窝改变和局灶性隐窝改变在远端比近端更突出，有助于区分 UC 和 CD。

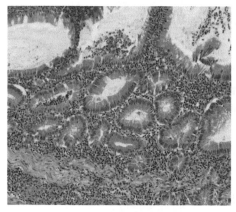

图 3-22 溃疡性结肠炎

黏膜层弥漫性炎症，显著的淋巴细胞、浆细胞和中性粒细胞浸润，形成隐窝炎和隐窝脓肿

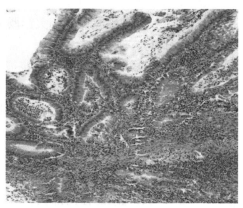

图 3-23 溃疡性结肠炎

以隐窝上皮内中性粒细胞为特征的隐窝炎

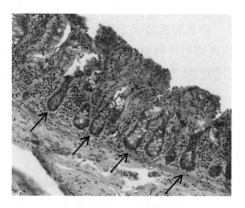

图 3-24 溃疡性结肠炎

潘氏细胞化生在溃疡性结肠炎中常见（箭头所示）

（三）鉴别诊断

1. **克罗恩病** 回肠末端病变、节段性分布、非弥漫性隐窝结构异常、非弥漫性杯状细胞减少、透壁性炎症、非弥漫性隐窝炎或隐窝脓肿及非干酪性肉芽肿等特征均支持 CD 的诊断。

2. **感染性肠炎** 大部分感染性肠炎为急性炎症，可出现隐窝炎和隐窝脓肿，但大多没有隐窝结构异常等慢性炎性损害的依据。少数慢性感染可有活动性慢性结肠炎改变，但大部分此类病例仍缺乏典型的炎症性肠病的特征性组织学改变。

3. 溃疡性结肠炎样亚型憩室病相关结肠炎　病变较严重，表现为隐窝消失，溃疡形成，肠黏膜基底部明显淋巴滤泡形成，也可有隐窝破裂所致的黏液肉芽肿。与 UC 鉴别的关键是憩室相关结肠炎仅表现为憩室所在肠段的慢性炎症，一般不累及直肠。

4. 显微镜下肠炎　胶原性结肠炎或淋巴细胞结肠炎可表现为肠黏膜全层炎症，浆细胞增多，黏膜上皮内淋巴细胞增多，可与炎症性肠病混淆，但一般无隐窝结构扭曲，常无溃疡和明显隐窝脓肿。

二、克罗恩病病理特征

（一）大体特征

CD 可累及消化道的任何部位，从口腔到肛门任何部位都可受累。小肠和结直肠最多见，约有 40% 的病例小肠和结肠均累及，30% 的病例仅局限于小肠，特别是末端回肠，15% ～ 30% 的病例局限于结肠。CD 是一种节段性肠道疾病，常累及回肠和近端结肠。黏膜面最早期的改变是阿弗他溃疡，随着病程进展，溃疡会逐渐增大，相互融合，形成匍行或线状溃疡，最终可融合形成深而狭长的纵行溃疡。CD 的另一种黏膜改变是黏膜下炎性水肿或纤维组织增生导致的鹅卵石样改变，此外，尚可见炎性息肉和假息肉形成。肠壁广泛纤维化，导致肠壁明显增厚、僵硬、肠腔狭窄。回肠表面可见脂肪组织包绕肠管至肠系膜对侧缘，形成脂肪缠绕。部分病例可见瘘管形成。

（二）镜下特征

1. 活检标本的组织学特征　肉芽肿是 CD 的相对特征性病理改变，但比较少见，伴或不伴有多核巨细胞（图 3-25，图 3-26）。非弥漫性慢性炎症（局灶或斑片状）是提示性因素，慢性炎症改变则是 CD 的恒定表现，伴或不伴有活动性炎症。浸润的炎症细胞以淋巴细胞、浆细胞为主，有时嗜酸性粒细胞可以很多。炎症多累及黏膜全层和黏膜下层（图 3-27）。有时可见局灶活动性炎症，表现为中性粒细胞局灶或片状浸润、隐窝炎或隐窝脓肿，但并不具有诊断特异性。其他典型的慢性炎性损害组织学特征包括隐窝萎缩（图 3-28）、隐窝扭曲、隐窝形态及分布不规则、绒毛萎缩或消失、幽门腺化生、帕内特细胞增生或化生等，可广泛分布，亦可为局灶性改变，其中幽门腺化生多与溃疡形成相关。活检标本中经常可以见到溃疡成分，但一般看不到典型的裂隙状溃疡。

2. 手术标本的组织学特征

（1）累及肠壁全层的淋巴细胞、浆细胞浸润，淋巴滤泡形成，以黏膜下

层和固有肌层外最为明显，常可见淋巴细胞聚集灶在肌层外呈串珠状排列（图
3-29）。

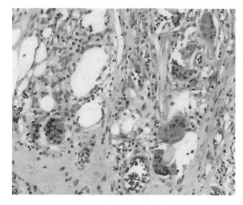

图 3-25 克罗恩病

肉芽肿是克罗恩病相对特征性病变，伴或不伴有
多核巨细胞

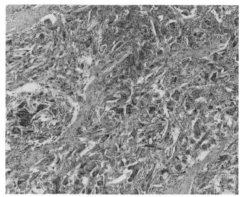

图 3-26 克罗恩病

本例病变久治不愈，形成较大肉芽肿

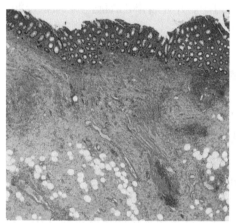

图 3-27 克罗恩病

累及肠壁全层的炎症，浸润的炎症细胞以淋巴细胞、
浆细胞为主，炎症累及黏膜、黏膜下层及肌层

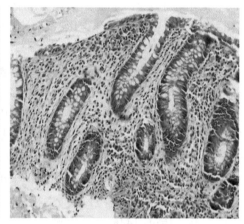

图 3-28 克罗恩病

隐窝萎缩，绒毛也发生萎缩

（2）深浅不等的裂隙状溃疡，可呈刀劈状或烧瓶状，可穿透肠壁形成窦道、
瘘管、裂隙状溃疡。部分溃疡较大，向黏膜表面扩张，而不呈裂隙状（图3-30）。

（3）黏膜肌层消失，黏膜下层纤维化，有时可见黏膜肌层增生现象。黏
膜下层淋巴管扩张，黏膜下、肌层及肌层外可见神经纤维增生肥大和节细胞增
生现象。

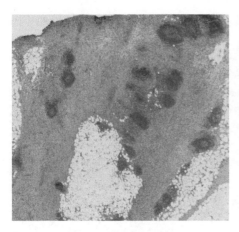 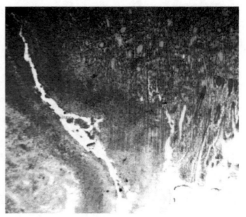

图 3-29　克罗恩病　　　　　　　　　　　　　图 3-30　克罗恩病
累及肠壁全层的淋巴细胞、浆细胞浸润，淋巴滤　裂隙状溃疡，本例非全层溃疡
泡形成，淋巴细胞聚集灶在肌层呈串珠状排列

（4）炎性息肉，息肉的轴心常见淋巴滤泡，浆膜下纤维组织增生，增生的纤维组织可以穿入脂肪组织内分隔脂肪组织，并伴有淋巴细胞、浆细胞浸润，有时可见血管内膜增厚纤维化，部分血管闭塞。

（三）鉴别诊断

1. *肠结核*　肠结核与 CD 的组织学表现几乎可以完全重叠，支持肠结核的指征包括干酪样肉芽肿，肉芽肿数量多、体积大或相互融合，溃疡底部出现类上皮细胞聚集带。此外，肉芽肿周围淋巴细胞套、黏膜下层肉芽肿、朗格汉斯巨细胞等组织学特征也提示为结核，但都不是绝对可靠。透壁性炎症、裂隙状溃疡、窦道形成、淋巴滤泡增生等表现则更提示为 CD。抗酸染色、结核杆菌特异性聚合酶链式反应（PCR）等手段可协助鉴别。

2. *其他可形成肉芽肿的感染性疾病*　耶尔森菌、真菌、寄生虫等感染性疾病和异物均可引起肠道肉芽肿，一方面可通过病原学检测手段进行鉴别，另一方面，隐窝结构异常、透壁性炎症、广泛淋巴滤泡增生等特点则更多见于 CD。

3. *异物及隐窝破坏所致肉芽肿*　需与 CD 常见的肠黏膜隐窝间微小肉芽肿进行鉴别，异物肉芽肿大多可见异物，而隐窝破坏所致的肉芽肿大多残存隐窝结构，组织细胞内可见吞噬的黏液成分。

4. *肠道慢性肉芽肿性疾病*　在婴幼儿和儿童，肠道慢性肉芽肿性疾病可存在明显肉芽肿及肛瘘等改变，容易与 CD 混淆，而肠道慢性肉芽肿性疾病常伴有呼吸系统等其他脏器感染，还原型烟酰胺腺嘌呤二核苷酸磷酸（NADPH）

氧化酶基因缺陷检测可资鉴别。

5. 淋巴瘤 肠病相关T细胞淋巴瘤、NK/T细胞淋巴瘤和肠道惰性T细胞淋巴瘤等表现为多个节段肠道溃疡或增生时，需与CD相鉴别。长时间发热、出血、内镜下形态不规则的浅溃疡等表现也需要警惕淋巴瘤。淋巴瘤镜下隐窝结构的改变相对较轻，呈弥漫浸润的特征，尤其是在固有肌层与肌束平行排列的串珠样异型淋巴样细胞极具鉴别意义。但最为重要的还是通过组织学形态所提示的异型性改变，以及免疫组化染色、基因重排检查和（或）EBER原位杂交协助诊断。

6. 溃疡性结肠炎 部分UC在镜下可与CD表现极为类似，但并不初始于直肠或远端结肠，炎症局限于黏膜层及黏膜下层，弥漫分布的隐窝炎或隐窝脓肿、上皮杯状细胞减少、回肠末端缺乏炎症等表现更提示UC。少数CD活检标本可见弥漫性淋巴细胞、浆细胞浸润，容易和UC混淆，但隐窝结构的改变常不呈弥漫性。鉴别诊断的关键是CD一般不会有连续性弥漫性肠黏膜隐窝结构改变，而UC大多没有肠壁全层淋巴滤泡增生和非隐窝破坏所致的肉芽肿。

7. 白塞综合征 肠道白塞综合征与CD均为回肠末端和回盲部常见的炎症性疾病，两者的区分更主要依赖于临床表现、实验室检查和物理检查，组织学除了典型的静脉炎外，很难区分两者。白塞综合征具有以下特征：无直肠病变、溃疡位于肠系膜对侧、无肠腔狭窄、无肠壁增厚、无纵行溃疡和肉芽肿，病变早期即可出现肠穿孔。

8. 憩室相关性肠炎 可出现隐窝结构紊乱、肠壁全层淋巴滤泡增生等类似CD的表现，活检标本镜下形态难以区分，需依赖大体所见进行鉴别。

第四节 实验室检查

一、粪便检测

（一）粪便常规

黏液脓血便是炎症性肠病最常见的症状，重症者粪质极少，少数患者以血便为主，伴有少量黏液或无黏液。镜检可见红细胞、白细胞，急性发作期可见大量多核巨噬细胞。IBD患者进行粪便常规检测可提示患者的感染、出血情况，具体项目意义如下。

1. 颜色 正常的粪便一般呈黄褐色或黄色，婴儿的粪便呈浅黄色。IBD患者因肠道出血粪便颜色通常较深，为暗红色，伴有鲜血时可呈现红色。

2. **性状**　正常的粪便多为圆柱状、圆条状或软泥状，婴儿粪便呈糊状。IBD 患者的特征之一是胃肠道的慢性炎症并引起腹泻，粪便为不成形的糊状。

3. **黏液**　黏液便一般分为生理性黏液便和病理性黏液便。生理性黏液便主要由一些非疾病因素，如过度紧张、惊吓刺激及小肠过敏等使粪便中偶尔带有少量黏液。病理性黏液便则是指黏液较多，而且黏液不与粪便充分混合，常附于粪便表面或呈稀薄果冻状。

4. **血液**　正常人粪便中没有血液。便中带血是溃疡性结肠炎的普遍症状，尤其是脓血便；CD 也会引起便中带血，但程度较轻。痔疮、肛裂、上消化道出血等原因也会导致便血现象，需结合患者其他症状进行诊断。

5. **虫卵**　正常人粪便中没有寄生虫卵、虫体等。若显示为阳性（+），则提示有相应的寄生虫或原虫感染，需进行进一步鉴别。

6. **红细胞**　正常粪便中不应该出现红细胞。一旦出现红细胞或者红细胞增多，则提示可能存在下消化道出血。

7. **白细胞**　正常情况下粪便中没有白细胞或偶有少量中性粒细胞。一旦出现白细胞，则提示肠道有炎症，白细胞数量越多，炎症越严重。

8. **脂肪球**　阴性（−）为正常。若检测为阳性（+），则提示可能有肠炎、腹泻、摄入过多脂肪、胰腺疾病等。

9. **隐血**　阴性（−）为正常。若显示为阳性（+），则提示可能有消化道出血。食用如牛羊肉、血制品、动物内脏、马铃薯、各种补血剂等可能导致隐血试验出现阳性结果。服用维生素 C 和青霉胺则可能导致阴性结果。

（二）粪便培养

IBD 患者粪便培养多为阴性，部分患儿可见艰难梭菌感染。《炎症性肠病诊断与治疗的共识意见（2018 年·北京）》中强调 IBD 患者粪便常规检查和培养不少于 3 次以鉴别肠道感染。

正常人粪便中无致病菌生长，当肠道内出现菌群组成改变、致病菌大量繁殖、细菌活性变化或菌群分布变化等菌群失衡状态时，会表现出腹泻、腹痛、腹胀等临床症状。对粪便进行细菌培养，可以从肠道大量细菌中分离出引起腹痛、腹泻的病原菌，以便及时进行治疗。

粪便中主要致病菌及其导致的疾病有：①沙门菌属可导致伤寒病；②志贺菌属可导致痢疾；③大肠埃希菌 O157 可导致出血性肠炎；④霍乱弧菌可导致霍乱病；⑤金黄色葡萄球菌可导致化脓性肠炎；⑥变形杆菌等可导致急性肠炎；⑦白念珠菌等可反映出抗生素使用过量，应尽快停止使用抗生素。

（三）粪便生化

1. **粪便钙卫蛋白（fecal calprotectin，FC）**　FC 是由中性粒细胞产生的一类钙结合蛋白，是肠道炎症反应的非特异性指标，FC 含量与肠道炎症严重程度成正比。FC 检测方法主要是半定量分析和定量分析，前者多为胶体金免疫层析法，后者包括酶联免疫吸附试验（ELISA）、化学发光免疫分析（CLIA）、免疫透射比浊法（PETIA）等。FC ＜ 15μg/g 为正常参考范围；FC ＞ 60μg/g 提示肠道存在炎症的可能；15μg/g ≤ FC ≤ 60μg/g 为临界值，可能处于正常水平，也可能出现肠易激综合征。

2. 钙粒蛋白 C（S100A12）　大多以同源二聚体形式存在，主要表达于中性粒细胞，具有一定的促炎作用。粪便 S100A12 在鉴别 IBD 和肠易激综合征（irritable bowel syndrome，IBS）方面的特异性优于钙卫蛋白，鉴别诊断的敏感度和特异度分别为 86% 和 96%。活动性 CD、活动性 UC 和健康对照患者的 S100A12 浓度水平分别约为 470ng/ml、400ng/ml 和 75ng/ml。目前使用较多的检测方法为双抗体夹心 ABC-ELISA 法。

3. 粪便乳铁蛋白（FL）　是一种铁结合糖蛋白，存在于中性粒细胞颗粒中，含量与 IBD 的疾病活动度相关，可以及时反映出药物引起的黏膜炎症变化，从而能够快速评估 IBD 患者的治疗反应。研究发现，92% 的 CD 组织学炎症患者和 83.3% 的 UC 患者存在阳性乳铁蛋白。目前广泛应用 ELISA 法对 FL 进行检测。

4. M2 型丙酮酸激酶（M2-PK）　粪便 M2-PK 能够区分器质性肠病和功能性肠病，对 IBD 诊断和鉴别诊断的敏感度为 71%，特异度为 97%。活动期 UC 及 CD 患者粪便中的 M2-PK 水平高于疾病缓解期，是诊断 IBD 的潜在生物标志物。大多使用 ELISA 法检测粪便中 M2-PK 含量。

5. 髓过氧化物酶（MPO）　MPO 是中性粒细胞嗜天青颗粒产生的一种重要的过氧化物酶，主要存在于嗜中性粒细胞和单核粒细胞，对于机体防御及炎症的发生、发展非常重要，直接影响机体的免疫功能。研究发现，IBD 活动组与非活动组患者 MPO 活性均高于对照组，并且 IBD 活动组患者较 IBD 非活动组 MPO 活性有显著提高。说明对于已确诊 IBD 的患者，可用 MPO 作为检测病变活动性的一个特异和敏感指标。但由于在粪便中存在时间短、不稳定，限制了其在临床中的使用。

二、血液生化检测

（一）血常规

炎症性肠病患者因为病情影响，血常规指标发生明显改变，在临床诊断时可以通过血常规检验，观察患者红细胞、血红蛋白、血细胞比容、白细胞、血小板及血小板压积水平变化，作为患者的炎性指标及营养状态评估参考，为治疗提供依据。

1. 红细胞（RBC） IBD 患者会出现红细胞计数升高的情况，表明患者身体存在炎症反应。但是不能仅仅以该指标作为患者病情判断依据，还需要结合患者其他检查结果、临床体征对患者病情进行综合性判断。

2. 血红蛋白（Hb） IBD 患者 Hb 水平会出现升高，轻型多正常或仅轻度下降，中、重型可有轻度或有中度下降，甚至发生重度贫血。Hb 下降是由于 IBD 患者的慢性炎性出血症状与蛋白丢失、铁及其他造血物质缺乏或吸收不良。

3. 红细胞压积（又称血细胞比容，HCT） 当机体出现病毒、细菌等病原体感染时，HCT 水平就会呈升高状态。如果 HCT 水平持续升高，可能还意味着患者身体存在脱水情况，导致血液浓缩，从而造成 HCT 水平升高。

4. 白细胞（WBC） IBD 患者普遍存在 WBC 水平升高问题，中、重型患者可有轻度升高，少数重症患者可高达 30×10^9/L，有时以中性粒细胞增高为主，严重者可出现中性粒细胞核左移并有中毒颗粒，UC 患者白细胞计数增多可能与炎症活动有关。

5. 血小板（PLT） IBD 患者因为病情影响，会出现 PLT 水平升高或者下降的情况，特别是在疾病活动期间。患者因为身体处于炎症状态，大量释放细胞因子、趋化因子，导致肝脏、骨髓负担加重，从而出现 PLT 水平升高。IBD 患者复发时，血小板计数可以升高，相对轻、中型溃疡性结肠炎，重型患者的血小板计数高于 400×10^9/L 更常见。

6. 血小板压积（PCT） PCT 改变和血小板平均体积、血小板计数有着密切的关系，通过血小板压积可以对患者血小板活化程度进行情况，一般情况下，血小板压积正常值范围在 0.11% ～ 0.23%，IBD 患者由于炎症反应，细胞因子释放，导致血小板活化、聚集，就会出现血小板压积升高。

（二）红细胞沉降率

红细胞沉降率（简称血沉，ESR）与疾病的严重程度成正比，ESR 越高表明炎症越严重，可以用来监测由 IBD 引起的炎症活动。ESR 值可反映患者病情活动性和疾病是否缓解，不同严重程度的 UC 中位 ESR 值表现出差异，缓解期、轻度、中度和重度 UC 患者分别为 17mm/h、26mm/h、37mm/h 和 39mm/h。ESR 诊断 IBD 的敏感度和特异度分别为 66% 和 84%。

（三）C 反应蛋白

C 反应蛋白（CRP）被认为是急性炎症中存在的最重要的蛋白质之一，是监测炎症发作和 IBD 治疗效果的有效生物标志物，CRP 半衰期较短，约为 19 小时，CRP 水平可以直接反映体内病理刺激的强度。在正常肠道条件下检测到的血清 CRP 浓度为 1 ～ 3mg/L，CD 患者的中位 CRP 浓度为 40mg/L，UC 患者为 20mg/L。CRP 的检验方法通常可以归为两大类：非标记免疫技术和标记免疫技术。前者主要包括单向免疫扩散、乳胶凝集法和免疫比浊法；后者主要包括免疫层析法、ELISA、放射免疫分析、化学发光免疫分析和电化学发光免疫分析。

三、免疫学检测

（一）自身抗体检测

1. 抗中性粒细胞胞质抗体（ANCA） ANCA 是以中性粒细胞及单核细胞胞质成分为靶抗原的自身抗体，主要分为胞质型 ANCA（cANCA）和核周型 ANCA（pANCA）。pANCA 检测 UC 的敏感度为 64%，特异度为 100%，阴性预测值为 84.2%，与 UC 具有显著相关性。

2. 抗酿酒酵母菌抗体（ASCA） ASCA 是针对甘露聚糖和其他酵母细胞壁成分而产生的，在未患 IBD 的人中很少表达，对 CD 特异性较高。据统计，39%～76% 的 CD 患者存在 ASCA，UC 患者最高可达 15%，健康对照组为 5%。

3. 抗细胞外膜孔道蛋白 C（OMPC）抗体 抗 OMPC 抗体在 CD 中的发生率为 24%～55%，在 UC 中为 2%～24%。抗 OMPC 抗体对诊断 CD 的敏感度为 20%～50%，特异度为 81%～88%。此外，抗 OMPC 抗体在 ASCA 阴性患者中阳性率为 5%～15%，抗 OMPC 抗体可用于诊断 ASCA 阴性的 CD 患者。抗 OMPC 抗体的存在与再次手术的风险和药物治疗效果相关。因此，抗 OMPC 抗体可作为诊断 IBD、评估疾病严重程度和预后的生物标志物。

4. 抗荧光假单胞菌相关蛋白（Anti-I2） Anti-I2 是一种细菌 DNA 片段，是针对荧光假单胞菌的抗体，此细菌参与人类肠道损害，Anti-I2 的存在提示对粪便转移的临床反应，代表疾病快速进展和早期手术的必要性。抗 I2 在 CD 和 UC 患者中的流行率分别为 38%～60% 和 2%～10%，Anti-I2 抗体与 CD 的相关性更强，对 CD 的敏感度和特异度分别为 42% 和 76%。

5. 富亮氨酸 α-2 糖蛋白（LRG） LRG 是一种富含亮氨酸重复结构域的微量蛋白，由肝细胞、中性粒细胞、巨噬细胞和肠上皮细胞分泌。LRG 水平在炎症性肠病中呈现上升趋势，在活动期 UC 患者中升高，并随着疾病活动性的降低而降低。LRG 还被发现可以预测 CRP 水平正常的 UC 和 CD 患者的黏膜愈合状况，以及结合 LRG 的两个临界值可以更有效地确定是否存在小肠炎症。

（二）细胞因子检测

1. 肿瘤坏死因子 α（TNF-α） 一种可溶性细胞因子，通常在免疫系统激活时释放，通过激活中性粒细胞、血小板、巨噬细胞和自然杀伤细胞（natural killer cell，NK 细胞）来介导对感染的抵抗力，可以作为与体内炎症密切相关的潜在生物标志物。研究发现与健康个体相比，IBD 患者的 TNF-α 浓度显著升高，UC、CD 和健康对照组的 TNF-α 浓度中位数分别为 7.6pg/ml、12.7pg/ml 和 0.02pg/ml。

2. IL-1　由单核巨噬细胞、NK 细胞和 B 细胞产生，IL-1β 是 IL-1 的主要活性形式。研究发现 UC 患者肠道病变组织 IL-1β 水平显著升高，急性期时 IL-1β 分泌增多，缓解期则恢复正常水平，说明 IL-1β 能反映疾病的活动度。

3. IL-10　一种免疫调节细胞因子，可抑制促炎性细胞因子的产生，也是 B 细胞、胸腺细胞和肥大细胞的生长和分化因子，在预防炎症和自身免疫性病变方面起着重要作用。健康对照组、活动性 UC 患者和活动性 CD 患者 IL-10 浓度分别为 44pg/ml、144 pg/ml、132pg/ml，说明 IL-10 浓度在活动性 UC 和 CD 患者中显著升高。

4. 可溶性致癌抑制因子 2（ST2）　ST2 的表达与炎症和免疫过程有关，在有炎症反应的黏膜中高表达。UC 患者、CD 患者和健康对照者血清 ST2 的中位浓度分别为 54 pg/ml、64 pg/ml 和 31 pg/ml。

5. 一氧化氮（NO）　NO 是一种稳定但反应性较轻的自由基和气体信号分子，IBD 患者表现出的血管舒张和血管通透性增加等症状可能与 NO 相关。有研究发现，UC 组、CD 组和健康对照组的 NO 浓度中位数分别为 15.3μmol/L、14.5μmol/L 和 13.3μmol/L，以 17.4μmol/L 为界值，NO 区分 UC 活动期和非活动期的敏感度和特异度均为 100%；以 14 μmol/L 为界值，NO 区分 CD 活动期和非活动期的敏感度和特异度分别为 88% 和 69%，提示血清 NO 可作为 IBD 的潜在生物标志物。

四、病原体检测

IBD 的病原体检测主要目的是与肠道感染性疾病进行鉴别诊断，肠道感染性疾病是指病原体（包括细菌、病毒、真菌、原虫或寄生虫）或其毒性产物所导致的肠道急慢性炎性改变，临床常表现为腹痛和腹泻，内镜下黏膜充血、糜烂、溃疡，需要与 IBD 相鉴别。

（一）结核检测

CD 与肠结核（ITB）在临床表现、内镜及组织病理学特征等方面表现多有相似和重叠，结核检测是两者进行鉴别诊断的一种有效方法。

1. 结核菌素皮肤试验（TST）　TST 是基于Ⅳ型变态反应原理的皮肤试验，常用的反应原是纯蛋白衍生物（PPD）。感染过结核分枝杆菌（MTB）的患者，会产生相应的致敏淋巴细胞，对 MTB 具有识别能力。一旦再次感染 MTB 或者接受结核菌素注射，致敏的 T 淋巴细胞受抗原刺激，释放出多种可溶性淋巴因子，在 48 ～ 72 小时局部出现红肿硬结，为阳性反应（图 3-31）。

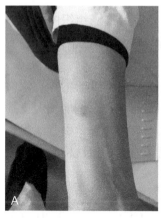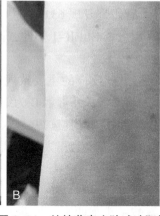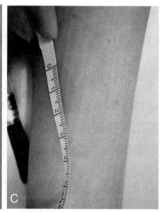

图 3-31 结核菌素皮肤试验阳性

A. 接受结核菌素注射后 24 小时；B. 接受结核菌素注射后 48 小时；C. 接受结核菌素注射后 72 小时

2. γ 干扰素释放试验（IGRA） IGRA 是检测 MTB 特异性抗原刺激 T 细胞产生的 γ 干扰素，以判断是否存在 MTB 感染。IGRA 诊断结核感染有较好的特异性，且不受卡介苗和大多数非致病性分枝杆菌的影响，对于鉴别 ITB 和 CD 的总敏感度和特异度分别为 82.8% 和 86.7%。

3. 结核抗体检测 MTB 感染机体后生长繁殖，产生代谢产物，刺激免疫系统产生特异性抗体，检测这些抗体有助于结核病的诊断。但该方法特异度与灵敏度均较差，近年来已不推荐作为结核病的实验室检查方法。

4. 分子检测 利福平耐药实时荧光定量核酸扩增检测技术（Xpert MTB/RIF）对肠结核诊断具有低敏感性及高特异性，可能有助于在结核病流行地区鉴别 ITB 和 CD。PCR 也是检测 MTB 的高度特异性的诊断方法，可区分 ITB 和 CD，但 PCR 检测阴性结果不能排除肠结核。

（二）巨细胞病毒检测

巨细胞病毒（CMV）感染的检测方法有多种，其中包括：外周血 CMV-IgM、CMV-IgG 测定；外周血 CMV-DNA 测定；外周血 CMV-pp65 抗原测定；PCR 检测肠组织中的 CMV-DNA；HE 染色或免疫组织化学染色检测 CMV 包涵体等。但每一种检测手段均有其局限性，采用多种方法联合检测可增加 CMV 检出率。通过对血 CMV-IgM 滴度进行定量监测，短期内明显升高常提示 CMV 感染再激活或再感染，敏感性和特异性分别为 100% 和 98.6%。

（三）EB 病毒检测

原位杂交检测 EBV 编码的 RNA（EBER）是诊断 EBV 感染的金标准。

EBER 是 EBV 编码的一种小 mRNA，在 EB 病毒感染的潜伏期和病毒复制期均有表达，大量存在于被感染细胞的细胞核中，单细胞拷贝数高达 $10^6 \sim 10^7$，该方法敏感度高，特异性好。有研究发现 63.6% 的 CD 患者结肠组织内可检出 EBER-1 阳性细胞，60% 的 UC 患者 EBER-1 阳性，而对照组阳性率为 0。

（四）艰难梭菌检测

艰难梭菌（CD）引发肠道炎症反应的主要致病机制在于可产生外毒素 A 及外毒素 B，其中外毒素 A 为肠毒素，外毒素 B 为细胞毒素，它们能使上皮细胞的黏膜表面受到破坏，引发肠道炎症反应，并进入固有层血管，引起渗出。艰难梭菌的实验室检测方法较多，主要为三大类：菌株检测、毒性检测、核酸检测。

1. 菌株检测

（1）培养：采用环丝氨酸 – 头孢西丁 – 果糖（CCFA）培养基或 CD 显色培养基进行厌氧培养。CD 在 CCFA 上具有典型的"马粪"气味，菌落在紫外光下显示黄绿色荧光；在 CD 显色培养基上的 CD 菌落具有黑色、扁平、粗糙、边缘不整齐的特点。

（2）谷氨酸脱氢酶（GDH）检测：GDH 是所有 CD 高水平表达的代谢酶，可用于筛查疑似 CDI 患者粪便样本中是否存在 CD。通常使用酶免疫分析（EIA）直接检测粪便标本中的 GDH 抗原。

2. 毒性检测

（1）细胞毒性试验（CCTA）：直接使用抗 CD 毒素的中和抗体检测粪便标本中存在的 CD 毒素，是实验室诊断 CD 的金标准，特异性强，敏感度高。

（2）产毒素培养（TC）：用于检测 CD 菌株的产毒素能力。将标本接种于 CCFA 培养基或 CD 显色培养基上培养后进行细胞毒性试验。

（3）毒素免疫检测：单克隆抗体特异性结合 CD A/B 毒素蛋白进行检测，区分产毒株和非产毒株。该检测操作简便，但是敏感度较低（39% ~ 76%），不能单独用于 CD 感染的实验室诊断。

3. 基因检测　可采用实时 PCR 或环介导等温扩增（LAMP）技术等分子生物学技术检测粪便样本中的 CD 毒素基因。核酸扩增技术（NAAT）具有高敏感度和特异性，可作为唯一的独立测试技术检测产毒素 CD。

不同的诊断方法各有优缺点，通常使用两步法或三步法进行 CDI 诊断。两步法：同步联合检测 GDH 和毒素 EIA 试验，若二者结果不一致，使用 CCTA、TC 或 NAAT 确证。三步法：首先使用 GDH 试验初筛，GDH 阳性则进行毒素 EIA 试验，若二者结果不一致，使用 CCTA、TC 或 NAAT 确证。

（五）病毒性肝炎检测

IBD 患者常用激素、免疫抑制剂或生物制剂进行治疗，机体长期处于免疫抑制的状态，更容易发生病毒感染。免疫抑制和生物疗法相关的病毒性肝炎再活化正在成为当前或先前接触过肝炎病毒的患者发病和死亡的重要原因，对 IBD 患者应该常规进行乙型和丙型肝炎病毒感染的筛查。

1. 乙肝病毒（HBV）检测　乙型肝炎标志物检测目的在于确认患者是否感染 HBV，是乙肝实验室诊断中最常用的检测方法。主要方法有：免疫荧光法、固相放射免疫法、ELISA。ELISA 是目前国内最为常用的乙型肝炎五项检测方法，该方法检测乙肝病毒表面抗原（HBsAg）灵敏度高，检测下限为 0.5ng/ml。

HBV 定量检测可以明确乙型肝炎患者的病毒复制水平，判断患者病情、抗病毒疗效，对预后判定有一定的价值。目前用于 HBV DNA 的检测方法主要有以 PCR 为基础的实时荧光定量 PCR 技术和以核酸杂交为基础的斑点杂交技术等。

鉴于 IBD 药物可能诱发的 HBV 再激活风险，我国和欧洲 IBD 机会性感染共识意见均推荐所有 IBD 患者筛查 HBsAg、HBsAb（乙型肝炎病毒表面抗体）、HBcAb（乙型肝炎病毒核小抗体），并对 HBsAg 阳性或 HBcAb 阳性者进一步筛查 HBeAg（乙型肝炎病毒 E 抗原）、HBeAb（乙型肝炎病毒 E 抗体）和 HBV DNA。

2. 丙肝病毒（HCV）检测　HCV 抗体检测方法主要分为 ELISA、化学发光免疫分析、快速检测试验和免疫印迹试验等。HCV 感染在 CD 中明显比 UC 更普遍，对初诊的 CD 患者有必要进行 HCV 感染的筛查，其中 HCV-RNA 阳性是病毒感染与复制的直接标志，ALT 可反映肝脏受损的情况。

第四章　药物治疗

炎症性肠病（IBD）在临床上主要分为溃疡性结肠炎（UC）和克罗恩病（CD），这两种疾病在病理上是两种不同表现的疾病，但是其发病机制和控制炎症反应的药物治疗又有很多相似之处。目前针对 IBD 控制炎症反应的药物治疗大致可分为以下几大类药物：水杨酸制剂、糖皮质激素、免疫抑制剂、生物制剂。下面我们分别讲述 UC 和 CD 的药物治疗。

第一节　溃疡性结肠炎的药物治疗

主要根据病情活动性的严重程度、病变累及的范围和疾病类型（复发频率、既往对治疗药物的反应、肠外表现等）选择治疗方案。治疗过程中应根据患者对治疗的反应以及对药物的耐受情况随时调整治疗方案。

一、氨基水杨酸制剂

5- 氨基水杨酸（5-aminosalicylic acid，5-ASA）几乎不被吸收，可抑制肠黏膜的前列腺素合成和炎症介质白三烯的形成，对肠道炎症有显著的抗炎作用。剂量为 4g/d，分 4 次口服。适用于轻、中度 UC 的治疗。由于 5-ASA 在胃酸内多被分解失效，因此临床上选用多种进入肠道释放的水杨酸制剂（图 4-1 和表 4-1），发挥其药理作用，包括传统的柳氮磺吡啶（sulfasalazine，SASP）和其他各种不同类型的 5-ASA 制剂。SASP 的疗效与其他 5-ASA 制剂相似，但不良反应远较 5-ASA 制剂多见。每天 1 次顿服美沙拉秦与分次服用等效。

美沙拉秦栓剂 0.5 ～ 1.0g/ 次，1 ～ 2 次 / 日；美沙拉秦灌肠剂 1 ～ 2g/ 次，1 ～ 2 次 / 日，可用于远段结肠炎的治疗：对病变局限在直肠或直肠、乙状结肠者，强调局部用药（病变局限在直肠用栓剂，局限在直肠、乙状结肠用灌肠剂），口服与局部用药联合应用疗效更佳。轻度远段结肠炎可视情况单独局部用药或口服和局部联合用药；中度远段结肠炎应口服和局部联合用药；对于病变广泛者口服和局部联合用药亦可提高疗效。

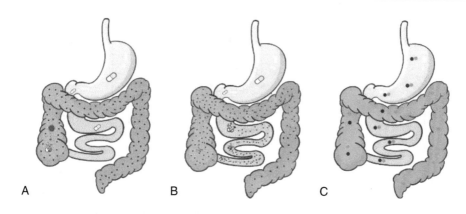

图 4-1　常用美沙拉秦口服制剂释放机制

A. pH 依赖释放：pH 依赖性树脂包衣，主要在回肠末端和结肠释放，如美沙拉秦释放颗粒（艾迪莎）、美沙拉秦肠溶片；B. 时间依赖释放：乙基纤维素包衣，在小肠开始释放，并且释放量随着时间推移而增加，如美沙拉秦缓释片；C. 结肠细菌分解：经偶氮键连接的前体药，偶氮键在结肠处经细菌酶作用断裂，释放 5-ASA，如 SASP

　　氨基水杨酸制剂亦可用于 UC 的维持治疗。由氨基水杨酸制剂或激素诱导缓解后以氨基水杨酸制剂维持，用原诱导缓解剂量的全量或半量，如用 SASP 维持，剂量一般为 2 ～ 3g/d，并应补充叶酸。远段结肠炎以美沙拉秦局部用药为主（直肠炎用栓剂，每晚 1 次；直肠乙状结肠炎用灌肠剂，隔天至数天 1 次），联合口服氨基水杨酸制剂效果更好。维持治疗疗程为 3 ～ 5 年或长期维持。

表 4-1　氨基水杨酸制剂用药方案

药品名称		结构特点	释放特点	制剂	推荐剂量[a]
柳氮磺吡啶		5- 氨基水杨酸与磺胺吡啶的偶氮化合物	结肠释放	口服：片剂	3 ～ 4g/d，分次口服
5- 氨基水杨酸前体药	巴柳氮	5- 氨基水杨酸与 P- 氨基苯甲酰 β 丙氨酸偶氮化合物	结肠释放	口服：片剂、胶囊剂、颗粒剂	4 ～ 6g/d，分次口服
	奥沙拉秦	2 分子 5- 氨基水杨酸的偶氮化合物	结肠释放	口服：片剂、胶囊剂	2 ～ 4g/d，分次口服

药品名称		结构特点	释放特点	制剂	推荐剂量 a
5-氨基水杨酸	美沙拉秦	甲基丙烯酸酯控释	pH 依赖药物，释放部位为回肠末端和结肠	口服：颗粒剂、片剂	2～4g/d，分次口服或顿服
		乙基纤维素半透膜控释	时间依赖药物，释放部位为远段空肠、回肠、结肠	局部：栓剂、灌肠剂、泡沫剂、凝胶剂	口服：片剂2～4g/d，分次口服或顿服 局部：栓剂0.5～1.0g/次，1～2次/日 灌肠剂1～2g/次，1～2次/日

注：a. 以 5-氨基水杨酸含量折算，柳氮磺吡啶、巴柳氮、奥沙拉秦 1g 分别相当于美沙拉秦的 0.40g、0.36g 和 1.00g

二、激素

对氨基水杨酸制剂治疗无效的轻度 UC 患者，特别是病变较广泛者，可改用口服全身作用激素。中度 UC 患者足量氨基水杨酸制剂治疗后（一般 2～4 周）症状控制不佳者，尤其是病变较广泛者，应及时改用激素。重度 UC 患者静脉应用糖皮质激素为首选治疗。

按泼尼松 0.75～1mg/（kg·d）（其他类型全身作用激素的剂量按相当于上述泼尼松剂量折算）给药。重症患者选用甲泼尼龙 40～60mg/d 或氢化可的松 300～400mg/d，剂量加大不会增加疗效，但剂量不足会降低疗效。达到症状缓解后开始逐渐缓慢减量至停药，快速减量会导致早期复发。

病变局限在直肠乙状结肠的患者，可选用氢化可的松琥珀酸钠盐（禁用酒石酸制剂）每晚 100～200mg 保留灌肠；布地奈德泡沫剂 2mg/次，1～2次/日，适用于病变局限在直肠者，可以减少激素的全身不良反应。

激素不能作为维持治疗药物。

三、免疫抑制剂

（一）硫嘌呤类药物

此类药物包括硫唑嘌呤（azathioprine，AZA）和 6-巯基嘌呤（6-mercaptopurine）。适用于激素治疗无效或激素依赖者。欧美推荐 AZA 的目标剂量为 1.5～2.5mg/（kg·d）；我国相关文献数据显示，低剂量 AZA［（1.23±0.34）mg/（kg·d）］对难治性 UC 患者有较好的疗效和安全性。另外，对于激素依赖的 UC 患者，低剂量［1.3mg/（kg·d）］AZA 可有效维持疾病缓解。临床上 UC 治疗时常会将氨基水杨酸制剂与硫嘌呤类药物合用，但氨基水杨酸制剂会增加硫嘌呤类药物的骨髓抑制毒性。硫嘌呤类药物还可用于激素依赖者、氨基水杨酸制剂无效或不耐受者、环孢素或他克莫司有效者缓解期的维持治疗，剂量与诱导缓解时相同。

（二）环孢素

环孢素（cyclosporine）作为重度 UC 患者激素治疗无效时的转换治疗方案，2～4mg/（kg·d），静脉滴注。该药起效快，短期有效率可达 60%～80%。使用该药期间需定期监测血药浓度，严密监测不良反应。有效者待症状缓解后，改为继续口服使用一段时间（不超过 6 个月），逐渐过渡到硫嘌呤类药物维持治疗。研究显示，以往服用过硫嘌呤类药物者应用环孢素的短期和长期疗效显著差于未使用过硫嘌呤类药物者。

（三）他克莫司

他克莫司作用机制与环孢素类似，也属于钙调磷酸酶抑制剂，但其免疫抑制活性是环孢素的 50～100 倍。研究显示，他克莫司治疗重度 UC 的短期疗效基本与环孢素相同，其治疗的 UC 患者 44 个月的远期无结肠切除率累计为 57%。

四、生物制剂

随着 IBD 的病因和发病机制方面的研究取得了重大进展，生物制剂的应用使其病情进展和疾病转归得到了新转折。

（一）英夫利西单克隆抗体

英夫利西单克隆抗体（infliximab, IFX）是抗 TNF-α 人鼠嵌合体免疫球蛋白（immunoglobulin, Ig）G1 单克隆抗体，可结合可溶性和跨膜性的 TNF-α，从而发挥阻断炎症、改善 IBD 病情的作用。激素和上述免疫抑制剂治疗无效或激素依赖或不能耐受上述药物治疗，中至重度活动性 UC 成人患者，活动性 UC 伴突出肠外表现（如关节炎、坏疽性脓皮病、结节性红斑等）者，可考虑 IFX 治疗。以 IFX 诱导缓解后继续使用 IFX 维持治疗。

用药方法：第 0、2、6 周以 IFX 5mg/kg 静脉输注作为诱导缓解，以后每隔 8 周 1 次以相同剂量作为维持缓解，根据疗效和药物浓度监测调整使用间期和剂量。

（二）阿达木单克隆抗体

阿达木单克隆抗体（adalimumab，ADA）是全人源化抗 TNF-α 单克隆抗体，与 IFX 作用机制相似，通过阻断 TNF-α 炎症通路治疗 IBD。2019 年美国胃肠病学院（ACG）指南提出 ADA 可用于足量皮质类固醇和（或）AZA 或 6 – 巯基嘌呤应答不足的中至重度活动性 UC 成人患者诱导和维持临床缓解。

使用方法：首次治疗剂量为 160mg 皮下注射，2 周后改为 80mg 皮下注射，之后每 2 周 1 次 40mg 皮下注射，诱导缓解后每 2 周 1 次 40mg 皮下注射作为维持缓解。

（三）乌司奴单克隆抗体

乌司奴单克隆抗体（ustekinumab，UST）是抗 IL-12/23 全人源化 IgG1 单克隆抗体，可结合 IL-12 和 IL-23 的共同亚基 p40，阻断下游的 Th1 和 Th17 等效应通路，从而达到抑制炎症反应、治疗 IBD 的作用。2020 年美国胃肠病学会 UC 指南推荐 UST 可用于中至重度 UC 患者的诱导和维持治疗。

使用方法：首次 UST 治疗需根据体重计算 UST 静脉输注剂量。体重 ≤ 55kg 者，UST 剂量为 260mg；体重 > 55 ~ 85kg 者，UST 剂量为 390mg；体重 > 85kg 者，UST 剂量为 520mg。首次给药后第 8 周 UST 90mg 皮下注射作为诱导缓解方案，之后每 12 周 90mg 皮下注射 1 次作为维持治疗方案。如果患者每 12 周给药 1 次期间失去应答，可缩短至每 8 周注射 1 次。

（四）维得利珠单克隆抗体

维得利珠单克隆抗体（vedolizumab，VDZ）是重组人源化 IgG1 单克隆抗体，可特异性拮抗 α4β7 整合素，阻断 α4β7 整合素与肠道血管内皮细胞表达的黏膜地址素细胞黏附分子 1（mucosal addressin cell adhesion molecule 1，MAdCAM 1）的结合，从而阻止 T 淋巴细胞从血管中迁移至肠黏膜，减轻肠道局部炎症反应。适用于对传统治疗或 TNF-α 抑制剂应答不充分、失应答或不耐受的中至重度活动性成人 UC 患者。

使用方法：VDZ 的建议剂量为 300mg，静脉输注给药，在第 0、2 和 6 周，以及随后每 8 周给药 1 次。如果第 14 周仍未观察到治疗获益，则应停止治疗。

五、沙利度胺

沙利度胺可通过促进 TNF-α mRNA 的降解，减少 TNF-α 的生成，抑制炎症反应，适用于难治性 UC 的治疗，但由于国内外均为小样本临床研究，故不作为首选治疗药物。其起始剂量建议为 75mg/d 或以上，值得注意的是，该药的治疗疗效及不良反应与剂量相关。常见不良反应包括外周神经炎、水肿、皮炎、高血压、眩晕、躁动、幻觉、便秘、白细胞减少、机会感染、心律失常、血栓栓塞、孕妇致畸。

六、Janus 激酶（Janus kinase，JAK）抑制剂

生物制剂无效的中重度活动性 UC 患者可考虑 JAK 抑制剂诱导缓解。乌帕替尼（upadacitinib）是一种选择性 JAK1 抑制剂，口服每日 1 次，用于治疗对一种或多种抗 TNF 制剂应答不佳、不耐受或禁忌的中重度活动性成人 UC 患者。诱导治疗：每日一次，每次 45mg，持续 8 周；维持治疗：每日一次，每次 15mg。对于难治性、重度或广泛性疾病患者，可考虑使用 30mg 每日一次的维持剂量。

第二节 克罗恩病的药物治疗

CD 的药物治疗应用与 UC 相似，但具体实施有所不同。临床上需根据疾病活动的严重程度及对治疗的反应选择治疗方案。

一、氨基水杨酸制剂

氨基水杨酸制剂适用于轻度活动期结肠型、回肠型和回结肠型 CD，应用美沙拉秦时需及时评估疗效。对于有结肠远端病变者，必要时可考虑美沙拉秦局部治疗。氨基水杨酸制剂对中度活动期 CD 疗效不明确。该类药物亦适用氨基水杨酸制剂诱导缓解后缓解期 CD 的维持治疗。氨基水杨酸制剂对激素诱导缓解后维持缓解的疗效不确定。

用药方法：参考 UC 的药物治疗。

二、激素

对于病变局限在回肠末端、回盲部或升结肠的轻度 CD 患者，布地奈德的疗效优于美沙拉秦。激素是中度活动期 CD 最常用的治疗药物。对于病变局限于回盲部者，为减少全身作用激素的相关不良反应，也可考虑应用布地奈德，但该药对中度活动期 CD 的疗效不如全身作用激素。对于重度活动期 CD，可选用全身作用激素口服或静脉给药。

用药方法：泼尼松 $0.75 \sim 1mg/(kg \cdot d)$（其他类型全身作用激素的剂量按相当于上述泼尼松剂量折算），再增加剂量不会提高疗效，反而会增加不良反应。达到症状完全缓解开始逐步减量，每周减 5mg，减至 20mg/d 时每周减 2.5mg

至停用，快速减量会导致早期复发。注意药物相关不良反应并进行相应处理，宜同时补充钙剂和维生素D。布地奈德口服为3mg/次，3次/日，一般在8～12周临床缓解后改为3mg/次，2次/日。延长疗程可提高疗效，但超过6～9个月则再无维持作用。该药为局部作用激素，全身不良反应显著少于全身作用激素。

三、免疫抑制剂

激素治疗无效或激素依赖时加用硫嘌呤类药物或甲氨蝶呤。研究证明，这类免疫抑制剂对诱导活动期CD缓解与激素有协同作用，但起效慢（AZA用药12～16周后才达到最大疗效），因此其作用主要是在激素诱导症状缓解后，继续维持撤离激素的缓解。AZA是激素诱导缓解后用于维持缓解最常用的药物，能有效维持撤离激素的临床缓解或在维持症状缓解下减少激素用量。AZA和6-巯基嘌呤同为硫嘌呤类药物，两药疗效相似，初始选用AZA或6-巯基嘌呤主要是用药习惯问题。我国医师使用AZA的经验较多。使用AZA出现不良反应的患者换用6-巯基嘌呤，部分患者可以耐受。硫嘌呤类药物治疗无效或不能耐受者，可考虑换用甲氨蝶呤。

（一）AZA

1. 用药方法　克罗恩病诊治欧洲循证共识意见推荐的目标剂量为1.5～2.5mg/（kg·d），有研究认为中国患者1.0～1.5mg/（kg·d）的剂量亦有效。AZA存在量效关系，剂量不足会影响疗效，增加剂量会增加药物不良反应风险，因此有条件的单位建议行6-巯基嘌呤核苷酸（6-thioguanine nucleotides，6-TGN）药物浓度测定以指导调整剂量。AZA治疗过程中应根据疗效、外周血白细胞计数和6-TGN进行剂量调整。该类药显效需3～6个月，疗程一般不少于4年。

2. 不良反应　以服药3个月内常见，尤以1个月内最常见。但骨髓抑制可迟发，甚至有发生在1年及以上者。用药期间应全程监测，定期随诊。最初1个月内每周复查1次全血细胞，第2～3个月每2周复查1次全血细胞，之后每月复查全血细胞，6个月后全血细胞检查间隔时间可视情况适当延长，但不能停止；最初3个月每月复查肝功能，之后视情况复查。

（二）6-巯基嘌呤

欧美共识意见推荐的目标剂量为0.75～1.50mg/（kg·d）。使用方法和注意事项与AZA相同。

（三）甲氨蝶呤

1. 用药方法　国外推荐诱导缓解期的甲氨蝶呤剂量为25mg/周，肌内注射或皮下注射。12周达到临床缓解后，可改为15mg/周，肌内或皮下注射，亦可改口服，但疗效可能降低。疗程可持续 1 年，更长疗程的疗效和安全性目前尚无共识。我国人群的剂量和疗程尚无共识。

2. 不良反应　早期胃肠道反应常见，叶酸可减轻胃肠道反应，应常规同时使用。最初 4 周内每周，之后每月定期检查全血细胞和肝功能。妊娠为甲氨蝶呤使用禁忌证，用药期间和停药后数月内应避免妊娠。

四、生物制剂

生物制剂已广泛应用于 IBD 的治疗，尤其是 CD 的治疗中。

（一）IFX

1. 成人 CD　对于接受传统治疗 [如糖皮质激素（以下简称激素）、免疫抑制剂等] 效果不佳或不能耐受上述药物治疗的中至重度活动性 CD 成人患者，IFX 可用于诱导和维持缓解。

2. 瘘管型 CD　CD 合并肠皮瘘、肛瘘或直肠阴道瘘经传统治疗（包括充分的外科引流、抗生素、免疫抑制剂等）无效者。

3. 儿童和青少年 CD　IFX 可用于中至重度活动性 CD、瘘管型 CD 或伴有严重肠外表现（如关节炎、坏疽性脓皮病等）的 6 ～ 17 岁儿童和青少年患者的诱导和维持缓解。

（二）ADA

1. 足量激素和（或）免疫抑制治疗应答不充分、不耐受或禁忌的中至重度活动性成人 CD 患者的诱导和维持缓解。

2. IFX 继发失效和不耐受的活动性 CD 患者的转换治疗。

3. 复杂型 CD 肛瘘患者诱导和维持缓解。

（三）UST

1. 对传统治疗药物（激素或免疫抑制剂）治疗失败或抗 TNF-α 单克隆抗体应答不足、失应答或无法耐受的成人中至重度活动性 CD 患者。

2. 可用于伴活动性肛瘘成人 CD 患者的诱导和维持治疗。

（四）VDZ

1. 对传统治疗或 TNF-α 抑制剂应答不充分、失应答或不耐受的中至重度活动性成人 CD 患者。

2. 可用于伴活动性肛瘘成人 CD 患者的诱导和维持治疗。

3. 推荐用于严重或慢性顽固性储袋炎（尤其是 CD 样储袋炎）的治疗。

4. 可以考虑用于 ICPi 如 PI-1 抗体和细胞毒性 T 淋巴细胞相关蛋白 4（cytotoxic T lymphocyte associated protein 4，CTLA4）抗体导致的激素依赖或难治性肠炎。

五、沙利度胺

已有临床研究证实，沙利度胺对儿童及成人难治性 CD 有效，可用于无条件使用抗 TNF-α 单克隆抗体者。其起始剂量建议为 75mg/d 或以上。值得注意的是，该药的治疗疗效及不良反应与剂量相关。

针对 CD 的治疗，临床上除了可以根据疾病活动严重程度逐步升阶梯选择治疗方案外，还可根据对病情预后的估计制订治疗方案：目前，较为认同对于"病情难以控制"的患者早期可以不必经过"升阶治疗"阶段，在活动期诱导缓解治疗初始就给予更强的药物。预测"病情难以控制"高危因素包括合并肛周病变、广泛性病变（病变累及肠段累计＞100cm）、食管胃十二指肠病变、发病年龄小、首次发病即需要激素治疗、接受过激素治疗而复发频繁（一般指每年复发≥2次）等。主要包括两种选择：激素联合免疫抑制剂（硫嘌呤类药物或甲氨蝶呤），或直接给予抗 TNF-α 单克隆抗体（单独应用或与 AZA 联用）。

六、Janus 激酶（Janus kinase，JAK）抑制剂

可用于抗 TNF 治疗失败的中重度活动期 CD 患者的诱导缓解。乌帕替尼是目前国内唯一获批 CD 适应证的口服小分子药物，为高选择性 JAK1 抑制剂。诱导治疗：每日一次，每次 45mg，持续 12 周；维持治疗：每日一次，每次 15mg。对于难治性、重度或广泛性疾病患者，可考虑使用 30mg 每日一次的维持剂量。

第五章　手术治疗

第一节　内镜微创手术

介入性（或治疗性）IBD 内镜在疾病和外科不良事件的治疗中发挥着越来越重要的作用。内镜治疗已被探索并用于治疗狭窄、消化道出血、瘘管 / 脓肿、结肠炎相关肿瘤、内镜下置管 / 造瘘术及术后急性或慢性渗漏与梗阻。

一、炎症性肠病相关狭窄

IBD 存在许多并发症，其中就包括消化道狭窄，经分析可知，疾病生物学行为是这一并发症出现的决定因素。一般认为消化道狭窄的发生、发展与 IBD 控制不良有关。从病理类型来看，狭窄主要有两类：一类是炎性狭窄，临床上借助营养治疗及药物能够对炎症进行有效控制，局部水肿等病症得以减轻；另一类是纤维性狭窄，如果患者长期患有慢性炎症而未得到有效治疗，在其消化道壁内就会有纤维组织沉积、过度增生等现象存在，此时就会形成纤维性狭窄，通常采用内镜或手术治疗。从本质上讲，上述狭窄属于同一疾病，只是发展阶段不同，通常都是同时存在的，一般 CD 患者会在回肠、盲肠、十二指肠、直肠、肛管等常见部位出现，而 UC 患者消化道狭窄常见部位是左半结肠、乙状结肠或直肠。

（一）溃疡性结肠炎伴狭窄

探条扩张法和水囊扩张法是目前治疗 UC 伴狭窄（图 5-1）的主要方法，适用于单发或 3 处以下狭窄、不伴成角、狭窄周围无溃疡、排除恶变等。对于无症状狭窄不建议积极处理。如果狭窄出现在患者肛管、直肠或是直乙交界部位，要对其进行扩张，探条扩张法能够发挥极大作用，通常需内镜结合 X 线。如果需扩张结肠任何部位的狭窄，需要运用水囊扩张法，通常选择内镜下操作或结合 X 线的方案，在进行扩张时，需遵循逐级递增这一原则，其中单次扩张直径需保持在 20mm 以内。在进行扩张治疗之后，如果患者有穿孔或出血等并发症发生，需先借助内镜下治疗手段来完成治疗，必要时进行手术，在出现迟发性穿孔时，需外科手术治疗。

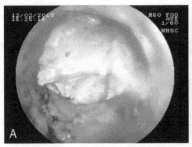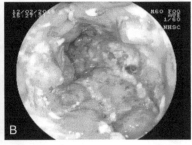

图 5-1　重症溃疡性结肠炎合并肠腔狭窄
A.巨大粪块；B.肠腔狭窄

（二）克罗恩病伴狭窄

柱状球囊切开术和针状刀切开术是目前治疗 CD 伴狭窄（图 5-2）的主要手段，一般在治疗纤维性狭窄、狭窄长度＜4cm、狭窄数量 1～3 处、狭窄附近（5cm 以内）无瘘管开口、排除恶变等情况下适用。通常在治疗这一疾病时，首选治疗手段是柱状球囊扩张术，其成功率及中远期有效率高，并发症发生率低。并发症包括穿孔、出血、瘘管、脓肿形成及狭窄复发。当面临短纤维化狭窄或是使用柱状球囊扩张术后复发的难治性狭窄人群则适用于针状刀切开术，此治疗手段相对安全且能够获得确切的疗效，但在对其进行应用时，操作者技术需达到较高水平，在狭窄切开之前，结合超声内镜检查可减少出血或穿孔等并发症的发生，有助于提高操作安全性。其余内镜治疗手段如覆膜金属支架置入术、狭窄局部药物注射（如糖皮质激素、英夫利西单克隆抗体等）的疗效均未经证实。

二、炎症性肠病相关消化道出血

通常 IBD 引发的出血是缓慢而稳定的，仅有少数患者可引发消化道大出血并危及生命。UC 出血来源于结直肠，而 CD 大部分出血来源于回肠和结肠，只有一小部分发作被归因于空肠或上消化道来源。IBD 伴严重消化道出血时，最初的治疗应该始终包括静脉输液和输血，如果患者仍然血流动力学不稳定，外科团队应该在继续复苏的同时及早介入。治疗包括内科治疗、微创介入治疗和外科治疗，其中微创治疗包括内镜治疗或栓塞术。

如果病患存在肠道炎症，在病变处有出血现象发生，需先治疗原发病，必要时应在对病变情况进行了解后适时进行内镜下止血治疗，目前临床上能够使用的内镜治疗手段包括电凝止血、钛夹止血（图 5-3）、局部注射药物、局部喷洒药物等。对于操作者而言，临床处理难点在于确定出血部位，通常这类部位会有新鲜血痂、附着血凝块病变、溃疡处裸露血管、弥漫性渗血等表现。药物治疗 IBD 消化道出血止血成功率优于内镜治疗，而在循环相对稳定的情况下以检查结合治疗为目的的内镜操作仍为处理首选。

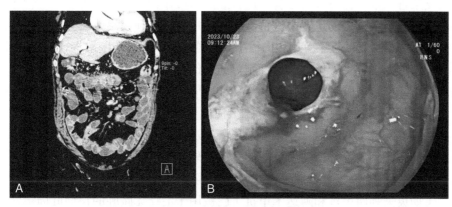

图 5-2　克罗恩病合并横结肠狭窄

A. 小肠 CTE：横结肠管壁增厚，增强扫描黏膜明显强化，周围脂肪间隙略模糊；B. 电子肠镜检查：横结肠溃疡致肠腔狭窄变形，内镜无法通过

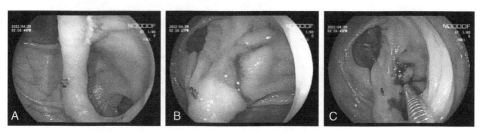

图 5-3　克罗恩病术后吻合口、回肠多发溃疡伴出血行钛夹止血治疗

A. 回结肠吻合口溃疡；B. 回肠溃疡伴活动性出血；C. 内镜下钛夹止血

三、炎症性肠病相关瘘管和脓肿

瘘管和脓肿是穿透性不良事件，通常被认为是 IBD 长期疾病过程的结果，尽管它们有时在诊断时或病程早期出现，在此之前通常会出现慢性炎症和狭窄。瘘管多见于 CD，是由于其为透壁性炎症，更容易引起瘘管形成。瘘管的主要开口位于肠内，次要开口或出口位于肠的其他部位、皮肤或邻近的非胃肠道器官。瘘管或脓肿的内镜治疗原则是在合适的患者中尝试引流，或者进行闭合及注射治疗。内镜治疗的主要目的是引流脓肿，治愈瘘管，并防止简单瘘管分支成复杂瘘管。

如今内镜下可选择的治疗手段有许多，如瘘管切开术、瘘管灌注术和瘘管闭合术。瘘管切开术是引流浅表瘘管最有效的方法，是由治疗肛周 CD 的外科瘘管切开术演变而来的，其原理是切开通向肠腔或皮肤隧道的瘘道，将瘘道并入肠或皮肤，防止单纯瘘管分支和脓肿的形成。瘘管切开术适用于 2 ～ 3 cm

单道瘘管，如浅表回肠盲肠瘘、肛周瘘（图5-4）或储袋瘘。若存在复杂性肛瘘，可选择行内镜下引流线置入术，伴腹内脓肿时需行内镜下瘘口切开引流及塑料支架置入术。针对肛周瘘管，瘘管灌注术可作为首选治疗手段。瘘管注射可以通过内镜在选定的患者中进行，目前该疗法已单独使用或与其他疗法或模式组合使用，如全身药物治疗和内镜引导下置管术。目前临床中将纤维蛋白胶、抗肿瘤坏死因子单克隆抗体、干细胞等药物作为瘘管注射常用药。既往研究表明，注射纤维蛋白胶治疗单纯性和复杂性肛周瘘均是可行和有效的，纤维蛋白胶已与其他制剂联合使用，如人纤维蛋白原、因子XIII、纤溶酶原、凝血酶和牛抑肽酶。纤维蛋白胶混合物用静脉导管通过皮肤开口注入瘘道，理论上通过肛门镜或内镜从内部开口注射可能比（或与外部开口联合使用）注射更有效，后者也可适用于肠外瘘、直肠阴道瘘或膀胱阴道瘘。局部注射抗肿瘤坏死因子药物（如英夫利西单抗和阿达木单抗）已被用于治疗无脓肿的长期肛周瘘管型CD。对于部分难治性肛瘘，可尝试瘘管闭合术治疗，短期效果尚好。

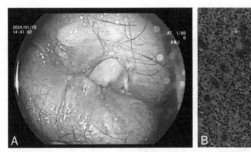

图5-4 肛周瘘

A.电子肠镜检查时发现肛周瘘；B.术后病理：符合肛瘘

四、炎症性肠病相关内镜下置管或造瘘术

肠内营养管饲方法有许多，比如鼻胃管、鼻空肠管（图5-5）、经皮内镜下胃/空肠造瘘（percutaneous endoscopic gastrostomy/jejunostomy，PEG/PEJ）和手术胃造口等。在CD患者营养治疗方面，肠内营养是首选。如患者存在无法耐受口服、胃动力良好、无幽门梗阻情况时，需选择鼻胃管滴注的方案。患者合并幽门狭窄时，内镜下需借助一定手段，使营养管经过狭窄段到达降段后再行管饲。如对患者进行治疗前，预估需插管时长不低于4周，可酌情选择经皮内镜胃造瘘-空肠置管术（percutaneous endoscopic gastrostomy with jejunal extension，PEG-J），其应用并不会引起胃瘘等并发症的发生风险增加。

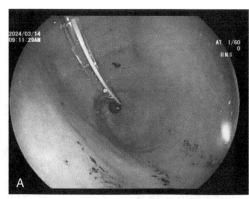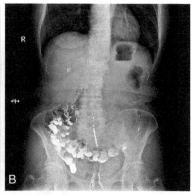

图 5-5 胃镜辅助下鼻空肠管置入术

A.电子胃镜：鼻空肠管前端通过幽门；B.腹部站立位 DR 摄影：食管、胃及腹部见置管影，远端至盆部

五、炎症性肠病相关异型增生

UC 或 CD 患者患结直肠癌（colorectal cancer，CRC）的风险增加，大多数病例被认为是由异型增生引起的，因此应用结肠镜检查发现异型增生，必要时进行内镜下治疗尤为重要。IBD 相关异型增生主要分为单发息肉样异型增生病变、非息肉样散发性异型增生病变、随机活检发现的异型增生病变。对于第一种异型增生病变，应将内镜下完整切除作为首要治疗方式，每 1～2 个季度，需复查结肠镜，并于 1 年后每年进行一次染色内镜检查。对于第二种异型增生病变，可将内镜下切除作为首要治疗方法，若存在病变无法完整切除或多灶性分布，建议手术治疗。对于第三种异型增生病变，首先要做的就是对病变数量、特点进行确定，结合相关专家共识意见选择合适的处理方案，如随访、内镜或手术治疗等。

IBD 相关异型增生内镜下切除的治疗方法包括息肉切除术、内镜下黏膜切除术（endoscopic mucosal resection，EMR）、内镜黏膜下剥离术（endoscopic submucosal dissection，ESD）。对于单发息肉样异型增生病变，可选择息肉切除术及 EMR 完全切除，若 IBD 患者有较大的固有性息肉病变，可以分段方式或通过 EMR 或 ESD 切除；对于非息肉样异型增生病变，可尝试使用传统的 EMR 技术，但存在无法整块切除病灶致局部复发的风险，以及获取到质量差的、碎裂的病理标本。非息肉样异型增生病变最佳的切除方式应该是边缘清晰的整块切除，但在结肠炎患者中，传统的 EMR 很难做到这一点，因为背景炎症使病变边缘的检测具有挑战性，并导致黏膜下纤维化，损害了足够的提升力。因此，较大的单个非息肉样异型增生病变、大面积非息肉样结肠直肠异型增生病变须通过 ESD 的方式切除（图 5-6～图 5-9）。ESD 这项理想的技术能提供具有背景黏膜作为阴性边缘的整块切除标本，可省略背景黏膜活检以检查邻近的不可见的异型增生，但对于既往或正在进行的炎症导致的黏膜下纤维化可能会阻碍 IBD 患者的组织分离。

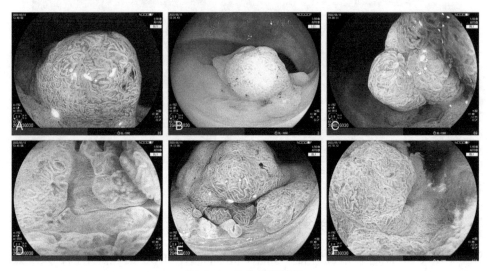

图5-6　放大内镜精查

直肠，距肛门 10cm）0-Ⅱa+Ⅰs 型病灶，大小约 2.5cm×2.5cm。A. BLI-ME 观察：病灶隆起区微血管及微腺管紊乱，IP 增宽，JNET 分型为 Type 2B 型 low；B. LCI 观察：病灶边界清楚，为橘色病灶，巴黎分型为 0-Ⅱa+Ⅰs 型；C. BLI-ME 观察：病灶隆起区口侧微血管及微腺管紊乱，JNET 分型为 Type 2A 型；D. BLI-ME 观察：病灶裙边样结构略凹陷区微血管及微腺管紊乱，JNET 分型为 Type 2B 型 low；E. BLI-ME 观察：病灶裙边样结构微血管及微腺管紊乱，JNET 分型为 Type 2B 型 low；F. BLI-ME 观察：病灶隆起区与裙边样结构交界区微血管及微腺管紊乱，JNET 分型为 Type 2A 型

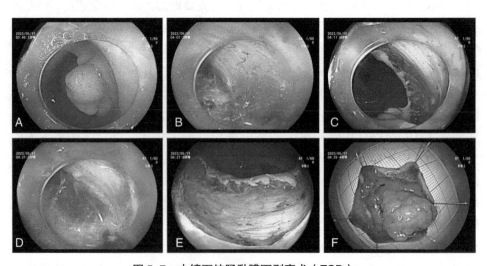

图5-7　内镜下结肠黏膜下剥离术（ESD）

A. 透明帽辅助下明确病变大小及边界；B. 黏膜下注射生理盐水，逐层剥离病灶；C. 将病灶边缘切开；D. 术中电凝止血，预防出血；E. 裸露血管，予以电凝处理，预防迟发出血；F. 完整切除病灶留图

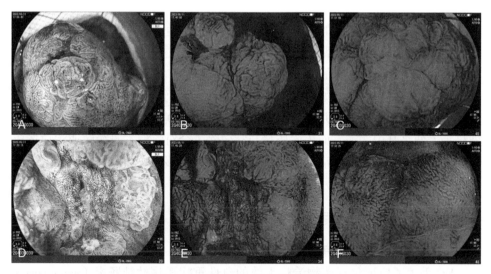

图 5-8 术后标本处理（结晶紫染色）

A. BLI-ME 观察：病灶隆起区微腺管紊乱，IP 增宽；B. 结晶紫弱放大观察：病灶隆起区微腺管紊乱，IP 增宽；C. 结晶紫强放大观察：病灶隆起区微腺管紊乱，IP 增宽；D. BLI-ME 观察：病灶裙边样结构略凹陷区微腺管紊乱；E. 结晶紫弱放大观察：病灶裙边样结构略凹陷区微腺管紊乱；F. 结晶紫弱放大观察：病灶裙边样结构微腺管呈棒状结构，相对规整

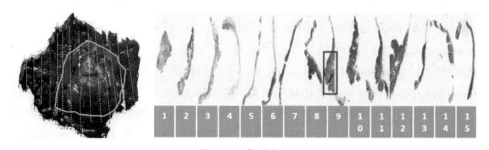

图 5-9 术后病理

1/2/3. 均为慢性炎；4/5. 慢性炎伴血管扩张充血，少量腺体呈低级别上皮内瘤变；6. 管状腺瘤伴低级别上皮内瘤变，范围约 5mm；7. 管状腺瘤伴低级别上皮内瘤变，范围约 13mm；8. 管状腺瘤伴低级别上皮内瘤变，范围约 15mm；9. 管状腺瘤伴低级别上皮内瘤变，局灶呈高级别上皮内瘤变（范围 2mm）低级别区域约 20mm（注：病变有 < 25% 区域呈乳头状改变）；10. 管状腺瘤伴低级别上皮内瘤变，范围约 22mm，少量腺体呈高级别上皮内瘤变（范围 16mm）（注：本切片内可见 > 25% 成分呈乳头状改变）；11. 管状腺瘤伴低级别上皮内瘤变，范围约 16mm；12. 管状腺瘤伴低级别上皮内瘤变，范围约 15mm；13. 管状腺瘤伴低级别上皮内瘤变，范围约 12mm；14. 管状腺瘤伴低级别上皮内瘤变，范围约 5mm；15. 慢性炎

第二节 外科手术

近年来，我国出现的 IBD 患者日益增多。随着 IBD 诊治体系的不断完善与优化以及许多新型生物制剂的问世，针对这类疾病已能够借助药物治疗有效实现 IBD 人群的炎症缓解及黏膜愈合，促使越来越多的病患受益。然而需要看到的是，如今依旧有部分 IBD 人群仍需通过手术进行治疗，如药物治疗失败、恶变、合并并发症等原因。目前 IBD 诊治体系包含诸多内容，外科手术便是其中之一，而手术质量与疗效除了会对疾病本身缓解或治愈造成影响外，还会对患者的生活质量产生深远影响，能够反映当前针对这类疾病的诊疗水平。

一、溃疡性结肠炎手术

（一）溃疡性结肠炎手术适应证

UC 手术适应证包括药物治疗无效的急性重症溃疡性结肠炎（acute severe ulcerative colitis，ASUC）、内科治疗疗效不佳的慢性复发型 UC、药物疗效不佳的高龄 UC 患者、长病程（＞8 年）UC 合并结肠狭窄者、UC 癌变、内镜切除不满意和不适宜内镜切除的上皮内瘤变者。

（二）溃疡性结肠病手术方式选择与分期

如今在针对 UC 病患进行手术方面，能够运用的手段有许多，其中使用频率较高的是全结直肠切除＋回肠储袋肛管吻合术（ileal pouch-anal anastomosis，IPAA）、全结直肠切除＋永久性回肠造口术、全结肠切除＋回肠直肠吻合术（ileo-rectal anastomosis，IRA）。目前第一种方法被视为首选方案，在应用该方案将病变靶器官切除后，肛门括约肌功能并不会受到影响，同时还借助回肠储袋满足了直肠部分蓄便要求，此方案能够在保留相应功能不受影响的情况下治愈病患。如今在临床治疗中，通常都选择 J 形储袋，因为它不仅制作上相对容易，而且在功能保留及排空方面优势更突出。

在应用全结直肠切除＋IPAA 方案进行治疗时，通常结合患者病情选择不同术式。目前 IPAA 分成三期，其中一期即一次完成这一手术，并不存在保护性造口，通常在病患一般状况良好、直肠炎症轻微且无手术并发症危险因素时会选用此方法。二期需进行两次手术，即在完成一期中的操作后，于储袋近端行转流性回肠造口，在 8 周后进行第二次手术，即还纳造口。三期需进行三次手术，在患者存在 ASUC、术后并发症风险高或诊断不明确的急性重症结肠炎时会选用此方法，即在完成结肠次全切除＋回肠造口后进行第二次手术，将残余结直肠切除的同时，设置储袋＋转流性回肠造口，然后再进行第三次手术，即回肠造口还纳。而在二期中，还存在改良二期，它和二期的区别在于第二次手术，即在将残余结直肠切除的同时运用 IPAA，并不设置转流性回肠造口，相较传统二期，它能够令术后肠梗阻及吻合口瘘发生风险得到有效控制。如果病患为中毒性巨结肠或妊娠期 ASUC 等危重人群，可只选择横结肠造口或加行回肠造口手段来对病情进行控制，待病情稳定下来后再安排 IPAA 手术。

（三）溃疡性结肠炎术后常见并发症及处理方案

UC 术后近期并发症主要包括切口感染、吻合口瘘、腹腔感染、肠梗阻、腹泻和吻合口狭窄；远期并发症主要包括储袋相关并发症，如储袋炎、封套炎、储袋恶变等。

粘连性肠梗阻是 IPAA 术后肠梗阻常见的类型，大部分患者经非手术治疗可缓解。肠梗阻是 IPAA 术后的常见并发症之一，其发生率仅次于储袋相关并发症，高达 13% ~ 35%。发生肠梗阻的原因较多，如粘连、内疝、储袋成角等。大多数 IPAA 术后肠梗阻可通过营养支持及维持内环境稳定等非手术治疗来缓解；IPAA 术后腹腔脓肿可通过超声或 CT 明确诊断。脓肿穿刺引流是治疗的首选方法，病情严重、引流不足的患者应行二次手术。腹腔感染常出现反复发热症状，在排除其他部位的感染之后，应尽早进行腹部超声或 CT 检查来明确是否存在腹腔脓肿。如有腹腔感染，应尽早经验性使用抗生素，同时在超声或 CT 引导下进行穿刺引流术，根据穿刺液的培养和药敏结果调整抗生素使用方案。而对于病情严重、引流不足的患者可考虑再次手术；对于行造口的 UC 患者，应注意术后造口高排量的发生，去除诱因是首选治疗，其次通过药物止泻、补液等保持内环境稳定，必要时提供营养支持；常见的储袋相关并发症包括储袋出血、狭窄、吻合口瘘、储袋炎、封套炎及储袋异型增生或恶变。储袋内镜是首选的检查手段。对非手术治疗或内镜治疗无效的并发症，可考虑切除或不切除储袋并回肠造口，合适的患者可重建储袋；其他相对罕见且复杂的外科并发症如储袋脱垂、储袋前突、巨型储袋和储袋扭转等多需手术来固定储袋。当储袋发生坏死时，需要再次构建储袋，甚至切除储袋并行永久性造口。

二、克罗恩病手术

对于 CD 肠狭窄导致反复或慢性肠梗阻者，局限性穿透型 CD 反复发作或无法排除癌变者，CD 伴消化道大出血经非手术治疗无效者，对药物及营养治疗效果不佳、影响生长发育的儿童和青少年 CD 患者，有症状的复杂性瘘管型肛周 CD、直肠阴道瘘、肛周脓肿、肛管直肠狭窄，以及无症状但不能行结肠镜检查的肛管直肠狭窄者均应行手术治疗；CD 急性肠穿孔伴弥漫性腹膜炎时行急诊手术；炎性狭窄和无症状的肠狭窄、无症状的肛周 CD 可暂不手术。

（一）不同病变部克罗恩病的手术方式选择

1. 回肠及回结肠的 CD 主要可分为炎症性回肠狭窄、纤维性回肠狭窄、透壁性疾病、穿孔引起腹腔内脓肿或梗阻等。炎症性回肠狭窄的 CD 患者多在药物治疗等非手术治疗无效时选择手术治疗，手术方式为回盲部切除术且多选用单孔腔镜治疗；纤维性回肠狭窄一般是肠管纤维化导致的，如果有狭窄或梗阻出现，需借助狭窄成形术或节段性肠切除术来进行治疗。通常，狭窄的肠管长度可作为选择狭窄成形术类型的依据，并在必要时结合节段性切除术。举例而言，如果存在长狭窄段或多个紧密狭窄，等距离侧狭窄成形术能够发挥极大作用，即将狭窄的肠管中间切断并排放置后进行缝合；如果出现 CD 穿孔现象（图5-10），病患腹腔中就会出现脓肿，当病情较轻时利用抗生素进行对症治疗，如果脓肿范围达到 3cm 以上，则需留置引流管引流或进一步行手术治疗。此外，患者病情是决定是否分期手术的主要考量，当选择分期手术治疗 CD 患者时，肠管缝合位置需靠近回肠造口腹壁，通过这种方式来减少后期造口还纳术引发较大损伤。

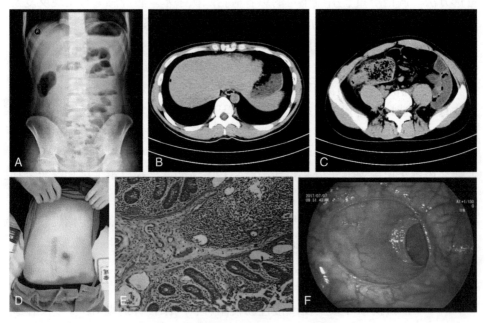

图 5-10 克罗恩病合并回肠末端溃疡穿孔

A. 腹部站立位 DR 摄影：中上腹部小肠积气积液扩张，并形成多个宽窄不等的气–液平面，最宽约 4.9cm，呈阶梯状排列；B. 上下腹盆腔 CT：腹腔游离气体；C. 上下腹盆腔 CT：小肠梗阻、回肠末段炎性改变，肠壁局部显示不清；D. 术后腹部瘢痕；E. 术后病理：（回肠、盲肠、升结肠）肠黏膜充血，糜烂，炎细胞浸润，腺体减少，符合克罗恩病；F. 术后复查电子肠镜：回结肠吻合口愈合良好

2. 结肠 CD　手术方式根据患者疾病位置、严重程度及紧急情况进行选择，包括节段性切除术和（亚）全结肠切除术。如果患者存在难治性急性结肠炎和（或）合并穿孔（如中毒性巨结肠、穿孔或严重出血）需通过（次）全结肠切除、回肠末端造口术等急诊手术来进行治疗；如果患者存在节段性结肠 CD，需通过节段性切除术或（次）全结肠切除术进行治疗，但后者不利于术后功能恢复，当患者全结肠受累但并不存在小肠或肛周并发症时，可依次行直肠结肠切除术、回肠肛门吻合术或回肠造口术（图 5-11）。

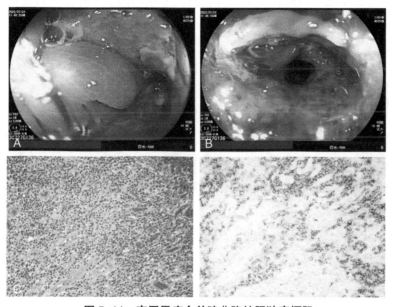

图 5-11　克罗恩病合并脾曲降结肠狭窄梗阻
A. 结肠梗阻；B. 结肠狭窄；C. 术后病理（HE 染色）；D. 术后病理（免疫组化）

3. 直肠或结直肠 CD　针对这类患者能够选择的手术方案有许多，比如直肠结肠切除术或直肠切除术，也可选择经肛门微创手术（TAMIS）技术联合腹腔镜手术，如腹腔镜辅助会阴联合直肠切除术（Miles）、腹腔镜辅助下直肠低位前切除术（Dixon）。其中使用频率最高的就是 Miles，但其手术切除范围大，且行永久性造口会使患者手术之后的生活质量受到明显影响。而 Dixon 可最大程度地保肛，以保证患者术后生活质量。

4. 肛周 CD　需根据患者并发的肛周症状选择手术方式。有感染症状的肛周脓肿或瘘管型肛周 CD 通常行挂线或置管引流；无并发直肠炎的浅表或低位经括约肌瘘及皮下、黏膜下和皮下瘘采用瘘管切开术治疗；无并发直肠炎或狭窄的患者采用直肠内推进皮瓣手术治疗；无并发直肠炎但伴有较长侧瘘、既往挂线引流治疗或合并小肠疾病的患者应采用经括约肌间瘘管结扎术治疗；若存在严重肛周CD且采用手术和药物治疗患者症状并无改善，直肠切除术可作为终末治疗方案。

5. 上消化道CD　患者病变可累及口腔至十二指肠，通常临床症状不明显。口腔CD多采用药物保守治疗；食管CD常见于食管中段和远端，通常采用内镜球囊扩张术治疗，而节段性切除术不作为首选；胃十二指肠CD累及部位常见于胃窦、幽门及十二指肠球部，其发病率相对较低，当出现大量持续性出血、穿孔、梗阻情况时选择手术治疗。胃窦和幽门的狭窄可选择胃窦切除术和Roux-en-Y式吻合（图5-12）。

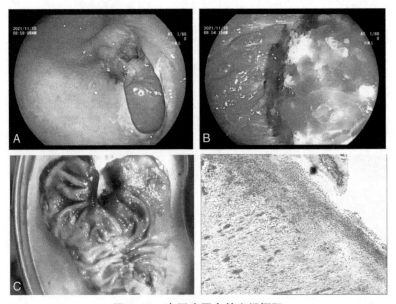

图5-12　克罗病因合并幽门梗阻

A. 幽门梗阻；B. 胃内潴留；C. 手术切除标本；D. 术后病理：胃黏膜呈肉芽肿性炎，两侧切缘未见明确病变

（二）克罗恩病术后常见并发症及处理方案

CD术后并发症主要包括吻合口瘘、腹腔脓肿、吻合口出血、肠麻痹与梗阻。

CD术后合并吻合口瘘或腹腔脓肿，建议行肠造口术。CD患者术后感染性并发症发生率高于其他手术患者。如果考虑存在腹腔感染，需先尽快完成血清学和影像学检查并充分引流腹水等工作，在此期间发生积液引流不佳、可疑吻合口瘘时需即刻行转流性造口；如果患者术后出现早期肠梗阻，手术并非首选治疗手段。在IBD术后早期，其并发症多见于肠麻痹与梗阻，可首选行纠正内稳态和营养等非手术治疗，必要时给予激素促进缓解。对于有明显梗阻症状的患者，建议放置小肠减压管。对于伴随腹水或脓肿患者，建议进行充分引流。对于出现机械性肠梗阻或内疝的患者，必要时及时手术治疗；术后肠吻合口出血首选非手术治疗。早期肠吻合口渗血较常见，其发生受到吻合方式、肠壁厚度、吻合器成钉高度、吻合口与肠管系膜缘的距离等诸多因素影响。在完成吻合工作后，医师应做好检查工作并及时对活跃出血或可疑出血点进行缝扎止血处理。当CD患者采用非手术治疗无效时，应进一步行数字减影血管造影（DSA）检查和内镜止血治疗，对于出血量大、生命体征不稳者应及时进行手术治疗。

第六章 中医药治疗

溃疡性结肠炎以腹痛、腹泻、黏液脓血便、里急后重为主要临床表现，具有反复发作、迁延难愈的病情特点，中华中医药学会脾胃病分会制定的《溃疡性结肠炎中医诊疗共识（2017）》将本病归属中医"痢疾""久痢"和"肠澼"等病范畴。本病患者因其所处缓解期或发作期而具有不同的临床表现，且本病具有病程长、易复发的特点，因此"久痢"更能准确地描述本病。

第一节 病因病机和辨证论治

一、病因病机

（一）发病基础及诱因
素体脾气虚弱是本病的发病基础，感受外邪、饮食不节（洁）、情志失调等是主要的发病诱因。

（二）病位
在大肠，与脾、肝、肾、肺诸脏的功能失调有关。

（三）病理因素
病理因素主要有湿邪（热）、瘀热、热毒、痰浊、气滞、血瘀等。

（四）病机
病理性质为本虚标实。活动期多属实证，主要病机为湿热蕴肠，气血不调，而重度以热毒、瘀热为主，反复难愈者应考虑痰浊血瘀的因素；缓解期多属虚实夹杂，主要病机为脾虚湿恋，运化失健。

不同的临床表现有不同的病机侧重点，如脓血便的主要病机是湿热蕴肠，脂膜血络受伤。泄泻实证为湿热蕴肠，大肠传导失司；虚证为脾虚湿盛，运化失健。便血实证为湿热蕴肠，损伤肠络，络损血溢；虚证为湿热伤阴，虚火内炽，灼伤肠络或脾气亏虚，不能统血，血溢脉外。腹痛实证为湿热蕴肠，气血不调，肠络阻滞，不通则痛；虚证为土虚木旺，肝脾失调，虚风内扰，肠络失和。难治性溃疡性结肠炎的病机关键主要为脾肾两虚，湿浊稽留，气血同病，寒热错杂，虚实并见。

二、辨证论治

证候诊断：主症2项，次症2项，参考舌脉，即可诊断。

（一）大肠湿热证

1. 证候特点

（1）主症：①腹泻，便下黏液脓血；②腹痛；③里急后重。

（2）次症：①肛门灼热；②腹胀；③小便短赤；④口干；⑤口苦。

（3）舌脉：①舌质红，苔黄腻；②脉滑。

2. 治法　清热化湿，调气和血。

3. 主方　芍药汤（《素问病机气宜保命集》）。

药物：白芍、黄连、黄芩、木香、炒当归、肉桂、槟榔、生甘草、大黄。
加减：脓血便明显，加白头翁、地锦草、马齿苋等；血便明显，加地榆、槐花、
茜草等。

（二）热毒炽盛证

1. 证候特点

（1）主症：①便下脓血或血便，量多次频；②腹痛明显；③发热。

（2）次症：①里急后重；②腹胀；③口渴；④烦躁不安。

（3）舌脉：①舌质红，苔黄燥；②脉滑数。

2. 治法　清热祛湿，凉血解毒。

3. 主方　白头翁汤（《伤寒论》）。

药物：白头翁、黄连、黄柏、秦皮。加减：血便频多，加仙鹤草、紫草、
槐花、地榆、牡丹皮等；腹痛较甚，加徐长卿、白芍、甘草等；发热者，加金
银花、葛根等。

（三）脾虚湿蕴证

1. 证候特点

（1）主症：①黏液脓血便，白多赤少，或为白冻；②腹泻便溏，夹有不
消化食物；③脘腹胀满。

（2）次症：①腹部隐痛；②肢体困倦；③食少纳差；④神疲懒言。

（3）舌脉：①舌质淡红，边有齿痕，苔薄白腻；②脉细弱或细滑。

2. 治法　益气健脾，化湿和中。

3. 主方　参苓白术散（《太平惠民和剂局方》）。

药物：党参、白术、茯苓、甘草、桔梗、莲子肉、白扁豆、砂仁、山药、
薏苡仁、陈皮。加减：大便白冻黏液较多者，加苍术、白芷、仙鹤草等；久泻

气陷者，加黄芪、炙升麻、炒柴胡等。

（四）寒热错杂证

1. 证候特点

（1）主症：①下痢稀薄，夹有黏冻，反复发作；②肛门灼热；③腹痛绵绵。

（2）次症：①畏寒怕冷；②口渴不欲饮；③饥不欲食。

（3）舌脉：①舌质红，或舌淡红，苔薄黄；②脉弦，或细弦。

2. 治法　温中补虚，清热化湿。

3. 主方　乌梅丸（《伤寒论》）。

药物：乌梅、黄连、黄柏、桂枝、干姜、党参、炒当归、制附子等。加减：大便稀溏，加山药、炒白术等；久泻不止者，加石榴皮、诃子等。

（五）肝郁脾虚证

1. 证候特点

（1）主症：①情绪抑郁或焦虑不安，常因情志因素诱发大便次数增多；②大便稀溏或黏液便；③腹痛即泻，泻后痛减。

（2）次症：①排便不爽；②饮食减少；③腹胀；④肠鸣。

（3）舌脉：①舌质淡红，苔薄白；②脉弦或弦细。

2. 治法　疏肝理气，健脾化湿。

3. 主方　痛泻要方（《景岳全书》引刘草窗方）合四逆散（《伤寒论》）。

药物：陈皮、白术、白芍、防风、炒柴胡、炒枳实、炙甘草。加减：腹痛、肠鸣者，加木香、木瓜、乌梅等；腹泻明显者加党参、茯苓、山药、芡实等。

（六）脾肾阳虚证

1. 证候特点

（1）主症：①久泻不止，大便稀薄；②夹有白冻，或伴有完谷不化，甚则滑脱不禁；③腹痛喜温喜按。

（2）次症：①腹胀；②食少纳差；③形寒肢冷；④腰酸膝软。

（3）舌脉：①舌质淡胖，或有齿痕，苔薄白润；②脉沉细。

2. 治法　健脾补肾，温阳化湿。

3. 主方　附子理中丸（《太平惠民和剂局方》）合四神丸（《证治准绳》）。

药物：制附子、党参、干姜、炒白术、甘草、补骨脂、肉豆蔻、吴茱萸、五味子。加减：腰酸膝软，加菟丝子、益智仁等；畏寒怕冷，加肉桂等；大便滑脱不禁，加赤石脂、禹余粮等。

（七）阴血亏虚证

1. 证候特点

（1）主症：①便下脓血，反复发作；②大便干结，夹有黏液便血，排便不畅；③腹中隐隐灼痛。

（2）次症：①形体消瘦；②口燥咽干；③虚烦失眠；④五心烦热。

（3）舌脉：①舌红少津或舌质淡，少苔或无苔；②脉细弱。

2. 治法　滋阴清肠，益气养血。

3. 主方　驻车丸（《备急千金要方》）合四物汤（《太平惠民和剂局方》）。

药物：黄连、阿胶、干姜、当归、地黄、白芍、川芎。加减：大便干结，加麦冬、玄参、火麻仁等；面色少华，加黄芪、党参等。

第二节　中药保留灌肠

中药保留灌肠可使药物直接作用于病变部位黏膜，使病变肠黏膜最大限度地直接接触并充分吸收药物而更好地发挥药物治疗作用，有助于较快缓解症状，促进肠黏膜损伤的修复。其操作简单、疗效显著、无毒副作用，已广泛应用于临床并取得良好的治疗效果。中药保留灌肠对轻、中度溃疡性结肠炎，以左半结肠为主的疗效更显著。

一、常用药物

1. 清热化湿类　苦参、马齿苋、黄柏、黄连、白头翁等。

2. 收敛护膜类　诃子、石榴皮、五倍子、乌梅等。

3. 生肌敛疮类　白及、三七、血竭、儿茶、生黄芪等。

4. 宁络止血类　地榆、槐花、紫草、蒲黄、大黄炭、仙鹤草等。

5. 清热解毒类　败酱草等。

临床可根据病情需要选用 4～8 味中药组成灌肠处方。

二、操作方法

（1）保持适宜的室内温度。

（2）患者取左侧卧位，双膝屈曲，用小垫枕垫于患者臀下，使臀部抬高约 10cm（该体位可使乙状结肠、降结肠处于下方，利用重力作用能够使灌肠液顺利流入乙状结肠和降结肠）。

（3）每次取煎制好的中药液 120～150ml，药液温度控制在 38～39℃为宜,使用一次性灌肠器进行中药保留灌肠。首先将肛管轻轻插入肛门15～20cm,固定肛管; 然后打开调节器,使中药液缓缓流入,并注意观察患者是否有腹痛、腹胀及便意等。可根据病变部位,选取不同体位。病变部位在直肠、乙状结肠和左半结肠,取左侧卧位; 在广泛结肠和全结肠,取左侧卧位30分钟,后取平卧位30分钟,然后再取右侧卧位30分钟。

灌肠治疗最佳时间是晚睡前,灌肠前需排空大便;灌肠后,尽量保留药液在1小时以上或更长时间。

第三节　常用中成药

一、五味苦参肠溶胶囊

五味苦参肠溶胶囊原名"复方苦参肠溶胶囊",是由苦参、地榆、青黛、白及、甘草5味中药组成,来源于临床应用多年的灌肠剂。功效主要为清热燥湿,解毒敛疮,凉血止血。用于轻、中度UC(活动期),中医辨证属于大肠湿热证者。

(一)药理研究

五味中药的化学成分都比较明确:苦参清热燥湿;地榆凉血止血;青黛清热泻火并具有抗炎作用;白及的胶质成分对溃疡面有保护作用且具有明显的止血作用;甘草能够调节人体免疫系统。该药通过特殊工艺,能够将药物送至结肠部位定点释放,直接作用于肠壁起到局部治疗作用的最大效能,同时可经过肠道黏膜吸收入血起到整体的治疗效果。目前五味苦参肠溶胶囊如何治疗UC的机制只是停留在网络药理学的层面,为数不多质量有限的临床试验限制了其临床使用。

(二)用药注意

1. 中医辨证为大肠湿热证,其他证型不可用。

2. 本品疗程不宜超过8周。

3. 肝功能异常及具有肝脏病史者慎用;用药期间检测肝功能。

4. 心脏病者、低血钾者、QTc延长者和正在使用延长QTc药物者禁用。

二、康复新液

康复新液是美洲大蠊干燥虫体(俗称蟑螂)提取物,能够通利血脉、养阴生肌。主要成分为氨基酸、肽、多糖和核苷。可内服和外用,内服用于胃痛出血,胃、十二指肠溃疡;外用可用于金疮、溃疡、外伤、瘘管、烧伤、烫伤、压疮的创面。

（一）药理研究

早期研究发现康复新液促进伤口愈合的作用与促进巨噬细胞离子通道的开放而促进细胞功能的激活有关。细胞功能激活机制主要包括：①能够改善中性粒细胞的自发和趋化运动功能，使伤口周围中性粒细胞数量增加和趋化功能增强，故吞噬功能明显提高，利于创面清理和伤口的修复，这是康复新液促愈合作用机制之一；②损伤的中性粒细胞与伤口愈合启动和肉芽生长有关，而康复新液能够调节中性粒细胞潜在促愈功能，促进伤口愈合；③伤口局部细胞数量减少和表皮细胞中表皮细胞碱性成纤维细胞生长因子（bFGF）含量下降是创面难愈的重要原因之一，而康复新液对伤口的细胞游走、增殖及表皮细胞分泌bFGF的功能具有促进作用。

目前研究较多的还是康复新液促进创面愈合的作用，其富含多肽，能促进表皮细胞生长和肉芽组织增生，改善局部血液循环，促进创面坏死组织脱落，加速创面修复。其中含有的多糖，通过降低炎症反应、调节 M2 巨噬细胞极化和改善血管生成来加速伤口的愈合。腺苷提取物浸膏能通过加速上皮重建化过程和促进血管新生来促进皮肤创伤修复。香豆素类可刺激人皮肤成纤维细胞中的胶原蛋白含量显著提高，从而促进伤口愈合。促创面修复作用机制主要有降低炎症反应、提高免疫和抗氧化活性、调节细胞生长因子表达、调控创面愈合相关信号通路。

UC 病变部位在结直肠，中药保留灌肠充分体现了中医药治疗的优势和特色，具有较高的好转率，疗效确切，无明显不良反应。临床研究发现康复新液灌肠联合西药治疗 UC 有更优的临床疗效和结肠镜疗效，并能降低复发率。这与其能够降低血清 TNF-α、IFN-γ、TGF-β、MMP-1 水平，抑制炎症反应，改善肠黏膜的损伤，促进肠黏膜病变愈合，提高 UC 的治疗效果有关。同时，灌肠使药物能够与溃疡面结合，直接作用于病灶，促进肉芽组织增生，保护肠黏膜修复创面，治疗效果明显。

（二）用药注意

1. 哮喘患者禁用。

2. 妊娠期妇女禁用。

3. 对本药过敏者禁用。

4. 使用后应将瓶盖及时盖紧，谨防污染。

三、参苓白术散

参苓白术散首次记载于《太平惠民和剂局方》中，主要由人参、白茯苓、白术、莲子肉、白扁豆、山药、甘草、砂仁、薏苡仁、桔梗 10 味中药组成，具有益气健脾、渗湿止泻之效，是治疗脾虚湿盛证的经典方。人参补益脏气，白术健脾燥湿，茯苓既善健脾补虚，又兼利水渗湿，三者共达益气健脾之效，共为君药。加臣药山药补脾养胃，薏苡仁健脾渗湿，白扁豆补脾化湿，莲子补脾止泻，加强健脾益气、渗湿止泻之功。砂仁醒脾和胃，行气化滞为佐，桔梗和甘草为佐使，桔梗以宣肺利气，通调水道，引气上升，甘草则健脾和中，调和诸药。

（一）药理研究

参苓白术散所含主要化学成分为人参皂苷类、内酯类、生物碱类、三萜类、皂苷类、黄酮类。人参皂苷可以发挥抗炎作用，减轻炎症，内酯类可发挥抗肿瘤、抗炎作用；三萜类通过调节 MAPK、NF-κB、Nrf2、AMPK 等多条通路发挥抗炎抗氧化作用。生物碱通过抑制 NF-κB 信号通路，减少炎症因子的释放。以多方位、多靶点调控一条或多条信号通路，发挥协同作用治疗 UC，主要集中在 NF-κB 经典通路，β2AR/β-arrestin2 等其他通路及关于通路间的交叉研究较少。

目前研究发现参苓白术散对于脾虚湿蕴型的疗效更明显。主要证据包括：①参苓白术散在大鼠体内的药代动力学有显著差异，可使脾虚湿蕴型 UC 大鼠血清中的降钙素原（CT）和 C 反应蛋白（CRP）含量显著降低，优于普通型。②进一步通过分析血浆中的差异代谢物胆酸、磷酸核糖焦磷酸盐，尿液中的精氨酸、色氨酸等，以及粪便中的差异代谢物 5- 羟基 -L- 色氨酸的相对含量变化可知，脾虚湿蕴型 UC 大鼠表现出更明显的回归正常状态的趋势。③参苓白术散通过影响代谢物（色氨酸代谢通路中的代谢物色胺、6- 羟基褪黑素；花生四烯酸代谢通路中的代谢物 20- 羟基 – 白三烯 B；类固醇激素合成通路中的代谢物醛固酮）及肠道菌群发挥治疗作用，对脾虚湿蕴型的 UC 大鼠肠道菌群的调节作用优于正常的 UC 大鼠。④参苓白术散调控的差异基因（Cyp2j4、Aoc1、Akr1b7、Pla2g12b）大多数只存在于脾虚湿蕴型模型中。

（二）用药注意

1. 对脾虚湿蕴型患者疗效更佳。
2. 服用本品时不宜同时服用藜芦、五灵脂、皂荚或其制剂。
3. 不宜喝茶和吃萝卜，以免影响药物疗效。

四、补中益气汤

补中益气汤来源于金代名医李东垣的《脾胃论》，由黄芪、白术、陈皮、人参、当归、甘草、升麻、柴胡 8 味中药组成，共奏补中益气、升阳举陷之效。黄芪为君以补中益气、升阳固表，配伍臣药人参、白术以加强补气健脾之效。

另佐当归以协助参芪补气养血，佐陈皮以理气和胃，使诸药补而不滞。方中另加少量升麻、柴胡为佐使药以升阳举陷，协助君药升提下陷之中气。甘草则调和诸药，为使药。补中益气汤广泛应用于消化系统、呼吸系统、儿科、泌尿系统和妇科等多系统疾病中。应用于消化系统疾病主要用于脾胃虚弱型腹泻型肠易激综合征、慢性腹泻、UC、功能性消化不良、各种胃炎及消化性溃疡。

（一）药理研究

文献报道补中益气汤治疗 UC 的作用机制主要包括两个方面：①黄芪和党参可使肠道内益生菌数量增加，肠杆菌及肠球菌的数量降低，增加双歧杆菌和乳酸杆菌数量，提高肠道菌群丰富性和多样性，改善肠道微环境；②白术、炙甘草和陈皮通过提高粪便短链脂肪酸含量和肠道菌群多样性，改善肠道代谢，调节肠道菌群失衡。两方面共同作用促进肠道益生菌生长，纠正肠道菌群紊乱，帮助修复损伤的肠黏膜。

（二）用药注意

1. UC 活动期（脾虚湿蕴型）患者，在西药治疗基础上联合使用补中益气汤或参苓白术散，或同时联合二者，不仅能增加治疗的有效率，还能够减少西药的不良反应。建议在中医师辨证指导下应用。

2. 感冒发热患者不宜服用。

3. 过敏体质者慎用。

4. 不宜同时服用藜芦及其制剂。

5. 服药期间出现头晕、头痛、复视或皮疹等，应立即停药。

五、虎地肠溶胶囊

虎地肠溶胶囊由朱砂七、虎杖、地榆（炭）、北败酱、白花蛇舌草、二色补血草、白及、甘草组成。虎杖、地榆、北败酱、白花蛇舌草清热凉血，利湿解毒，邪祛则正安；朱砂七、二色补血草清热解毒，凉血散瘀；佐以白及收敛止血，甘草调和诸药。全方共奏清热利湿、凉血解毒之功。

（一）药理研究

动物实验提示虎地肠溶胶囊通过增加 AQP4、ZO-2、HSP70 等肠黏膜保护因子，促进肠黏膜杯状细胞生长，增加肠上皮紧密连接蛋白，修复受损的肠上皮，促进肠道黏膜的愈合。抑制血清中性粒细胞明胶酶相关脂质运载蛋白（NGAL）和基质金属蛋白酶9（MMP-9）水平及炎性因子表达来抑制肠道炎症，改善肠黏膜屏障功能，进而改善大鼠的一般情况、隐血、疾病活动情况及组织病理学表现，治疗 UC，但其分子作用机制尚不明确。

通过网络药理学的方法，推测虎地肠溶胶囊可能通过芒柄花黄素、柚皮素、芹菜素等成分作用于 AKT1、TP53、EGRF、JUN、TNF 等靶点，通过缓解炎症反应、抗氧化、调节免疫功能、参与细胞凋亡等机制发挥对 UC 的治疗作用，但至今仍未得到证实。

（二）用药注意

1. 建议在中医师辨证论治的基础上指导用药。

2. 用药疗程为 4～6 周。

3. 禁忌长期服药。

4. 孕妇慎用。

第七章　益生菌和粪菌移植

第一节　益生菌

　　IBD 发病机制与基因易感性、环境、微生物群失调、肠道屏障受损及免疫功能的过度激活有关。IBD 与微生态平衡失调密切相关，益生菌具有抗炎、维持肠道稳态的作用，可作为 IBD 的辅助治疗，在 IBD 中的应用也日益广泛。

　　益生菌是一类活性微生物，能够在胃肠道中存活并定植于肠道黏膜，大多数隶属于乳酸杆菌和双歧杆菌属，可通过抗氧化应激反应、肠道屏障修复、免疫调节、微生物调节和改善营养等发挥作用；提高益生菌临床疗效，包括采用多菌种复合益生菌、联合使用益生元、加强益生菌质控等。同时，应警惕 IBD 患者应用益生菌的潜在风险，包括菌血症、抗生素耐药性的转移及不良反应，本章将就上述内容作进一步阐述，帮助临床医师全面了解益生菌在 IBD 患者中的疗效与风险，指导其合理应用益生菌，进一步提高 IBD 治疗效果。

一、益生菌有效作用机制

（一）抗氧化应激反应

　　氧化应激在 IBD 的发生发展过程中扮演了重要角色，抗氧化应激治疗的潜力逐渐被挖掘出来。随机双盲安慰剂对照先导研究表明，与安慰剂相比，益生菌 Hyperbiotics PRO-15 可提高总氧化能力及生物抗氧化潜能。消化乳杆菌 NKU556 可提高葡聚糖硫酸钠（dextran sulfate sodium，DSS）肠炎小鼠结肠超氧化物歧化酶（superoxide dismutase，SOD）及谷胱甘肽过氧化物酶的水平，降低丙二醛的水平，从而降低氧化应激造成的损伤。动物实验表明植物乳杆菌 ZDY2013 和双歧杆菌 WBIN03 可在转录层面上调 DSS 肠炎小鼠结肠中 SOD1、SOD2、谷胱甘肽过氧化物酶 2 等抗氧化因子的表达水平，从而调节氧化应激。

（二）促进肠黏膜屏障修复

　　修复受损的肠黏膜屏障是 IBD 治疗的首要目标。严重结肠袋炎的患者在抗生素治疗后应用益生菌（Ecologic 825）补充治疗 8 周，可有效改善黏膜通透性，降低疾病活动性。CD 缓解期的患者在常规药物的基础上加用布拉酵母菌治疗 3 个月，结果显示，乳果糖与甘露醇比值降低，提示肠黏膜通透性降低，益生菌可有效恢复肠黏膜完整性。

（三）调节免疫

益生菌可通过调节肠道免疫细胞及免疫活性物质来影响肠道炎症。梭状芽孢杆菌 ATCC25755（Ct）通过激活树突细胞来刺激十二指肠调节性 T 细胞（regulatory T cell，Treg 细胞），同时激活回肠 Th17 细胞，Treg 细胞可分泌叉头蛋白 3（forkhead box protein 3，Foxp3）、白细胞介素（interleukin，IL）–3 等抑炎因子，Th17 细胞可表达维甲酸相关孤儿核受体 –γ（retinoid–related orphan receptor–γ，ROR–γ）、IL–17、IL–22 等促炎因子，可通过多种炎性因子，总体发挥减轻回肠炎症、免疫调节的作用。

（四）恢复肠道菌群平衡

IBD 微生态平衡失调主要体现在厚壁菌、乳酸杆菌和拟杆菌等有益菌的减少，而变形菌、埃希菌、黏附侵袭性大肠埃希菌等有害菌的增加。益生菌治疗对肠道菌群的调整主要包括下调有害病原体和上调有益微生物。UC 患者接受干酪乳杆菌 DG 或丁酸梭菌 MIYAIRI 后，肠道大肠埃希菌的水平可显著降低。

（五）改善营养和代谢

IBD 患者因慢性炎症及化学药物的长期不良反应而出现必需营养物质的缺乏，而乳酸菌可以产生叶酸、维生素 B_2、维生素 B_{12} 等维生素，改善患者营养。肠上皮细胞获取的能量有 70% 来源于短链脂肪酸中的丁酸盐。而常见的益生菌乳酸杆菌和双歧杆菌可以产生短链脂肪酸，对 IBD 患者的能量代谢有重要作用。

二、益生菌治疗无效的可能原因及建议

多项临床试验证明 UC 患者未能从益生菌中获益。CD 患者应用益生菌无效的报道则更多。部分益生菌在不同临床试验中表现出不同的疗效，其原因涉及多方面，例如研究纳入的患者数量不足、研究的时间跨度较短、益生菌应用的剂量及疗程不同、合用的其他药物的影响、病变位置，以及发病机制的不同，甚至患者所处的疾病阶段不同也可能对疗效产生影响。

针对部分应用益生菌无效的 IBD 患者，建议如下：①使用多菌种复合产品或合用益生元：单菌种益生菌疗效不佳时，可采用多菌种益生菌的复合产品。②更换其他批次或品牌产品：益生菌应用无效时，应考虑产品的自身质控。③综合考虑病情和合用药情况：在制订关于益生菌的种类、剂量及疗程的临床决策时，建议参考针对相同 IBD 亚型或相同疾病阶段的研究，同时需要考虑与

益生菌共同使用的其他药物的影响。

三、炎症性肠病患者应用益生菌的潜在风险及相关建议

由于益生菌的生物活性及菌种自身特性，IBD 患者应用益生菌治疗时存在潜在风险，如菌血症、抗生素耐药性的转移及不良反应等，临床医师应对此加以关注。

（一）菌血症

益生菌的合理应用会使患者受益，但如果用于肠黏膜屏障严重受损或严重急性的 IBD 患者，益生菌则可能从肠道转移到血液，导致益生菌菌血症和真菌病。对于肠黏膜屏障严重受损或严重急性 IBD 患者，在应用益生菌时需警惕菌血症。应注意监测生命体征及感染指标，如有异常，及时停用益生菌并做血培养以明确病原菌，同时给予抗感染与对症支持治疗。

（二）抗生素耐药性的转移

IBD 患者常需要使用抗生素，而抗生素在杀灭病原微生物的同时，也抑制了包括益生菌在内的肠道共生菌。因此，在抗生素治疗后，可采用具有耐药性的益生菌作为肠道共生菌恢复过程中的替代微生物。但是，益生菌的抗生素耐药性可能转移给致病菌，产生不利影响。因此，建议选用耐药性明确或抗生素耐药表型基因位于染色体的益生菌产品。

四、益生菌的不良反应

益生菌可导致眩晕、流感样症状等轻微的不良反应。多篇文献报道，应用 VSL#3 的活动期 UC 患者中有 29% 出现腹胀；在应用长双歧杆菌 536 的 28 例 UC 患者中，有 1 例出现干咳；77 例应用 VSL#3 的 UC 患者中，14 例出现腹胀及腹部不适，7 例感到口腔异味。感染的发生值得重点关注。一项随机对照研究观察了益生菌 VSL#3 对 CD 患者回结肠切除重建术后内镜下复发的影响，VSL#3 处理组有 1 例发生术后伤口感染。有文献报道尼氏大肠埃希菌 1917（EcN）对维持 162 例 UC 患者缓解的疗效，其中有 8 例（4.9%）发生病毒感染。严重的不良反应可导致 IBD 患者无法耐受益生菌。如在 Mimura 等的临床试验中，1 例 55 岁的男性结肠炎患者使用 VSL#3 益生菌 10 日后，出现了腹部绞痛、呕吐、腹泻等症状，停药并使用抗生素后缓解，再次使用 VSL#3 后出现相同症状，停药后再次缓解，最终该患者因无法耐受益生菌退出试验。Bousvaros 等的随机对照试验中有 2 例 CD 患儿因呕吐和不能耐受乳杆菌 GG 而退出研究。

因此，在临床应用中，临床医师应充分考虑并密切监测各种可能出现的不良反应。

五、益生菌治疗炎症性肠病展望

鉴于 IBD 治疗中益生菌应用的临床疗效、潜在风险与不良反应，临床医师需要谨慎考虑患者的基本情况及益生菌的特性，以便合理应用益生菌，使更多患者从中受益。随着益生菌产业、基因组学和微生物组学的蓬勃发展，未来在益生菌应用于患者之前，可能需要进行相关的组学检测，为患者定制个性化的益生菌治疗方案；在规避益生菌应用的风险方面，还需进一步探讨围手术期或危重 IBD 患者的益生菌治疗指南。为了获得更科学、准确的益生菌安全性结果，未来需要开展更广泛的患者群体、更长随访时间的随机双盲临床试验；除了益生菌本身，对于其代谢产物也需要进行深入的实验研究，以更好地了解益生菌的特性，提高临床疗效。

第二节　粪菌移植

粪菌移植（fecal microbiota transplantation，FMT）即将健康人粪便中的功能菌群，通过一定方式移植到患者的肠道内，调节肠道菌群失衡，重建具有正常功能的肠道微生态系统，为治疗肠道内及肠道外疾病提供帮助。

粪菌移植于 2013 年被列入美国临床医学指南，推荐用于复发性难辨梭状芽孢杆菌感染（*Clostridium Difficile* infection，CDI）的治疗。近年来，累计超过 1000 例的研究报道菌群移植技术有较好的治疗效果，疾病范围涵盖多种肠道功能障碍性疾病及代谢性疾病。近年来，有关 FMT 治疗 IBD 相关研究逐渐成为热点。尽管炎症性肠病的发病机制比复发性 CDI 复杂很多，但对于治疗这一慢性消耗性疾病，微生态治疗是一个很值得研究的领域。随着检测技术的发展，我们可以详细地了解到炎症性肠病患者肠道微生物的组成与功能变化。粪菌移植以一种非靶向的方式改善炎症性肠病患者肠道微生态。我们将就 FMT 对 IBD 治疗的疗效、安全性、实施方案及存在的问题进行阐述。

一、炎症性肠病的肠道菌群变化

肠道微生态失衡在 IBD 发生、发展中起重要作用。IBD 患者肠道拟杆菌门和厚壁菌门中双歧杆菌、乳酸菌等数量显著减少，而变形菌门、放线菌门及蛋白菌门等细菌数量增加。IBD 患者接受 FMT 治疗后，肠道菌群变化表现为菌群多样性或者丰度增加，而非某种菌种的改变。随机对照试验（RCT）发现 UC 患者经 FMT 治疗后肠道菌群的多样性与供体的肠道菌群高度接近。鉴于不同个体之间肠道菌群数量及种类的差异性，能否针对 IBD 患者制订精准的个体化微生态治疗方案值得期待。

二、FMT 治疗炎症性肠病的疗效评估

（一）FMT 治疗溃疡性结肠炎的有效性

1989 年，Bennet 等最早应用 FMT 治疗 UC，患者维持了 11 年的临床缓解和组织学愈合。Borody 等报道 6 例经 FMT 治疗的 UC 患者，经过 13 年随访，结果显示 6 例患者获得临床缓解且无复发，2 例临床症状改善，肠镜下仅表现为轻微的慢性炎症反应，该研究认为 FMT 治疗 UC 有一定疗效，且能维持长期有效性。Cui 等采用阶梯疗法对 16 例激素依赖型 UC 患者进行 FMT 治疗，57.1% 的患者临床症状改善，28.6% 的患者临床缓解，提示 FMT 可以成为激素依赖型 UC 的一种治疗方法。一项采用意向性分析的 RCT 研究结果显示，FMT 治疗活动性 UC 7 周后缓解率显著高于安慰剂组（24% vs. 5%），FMT 治疗组 37 例患者中，有 8 例患者 1 年后仍维持缓解，其中 4 例停用治疗药物。2017 年发表的一项多中心、双盲 RCT 研究中，活动期 UC 患者被随机分为 FMT 组和对照组，FMT 组患者首次接受肠镜下末端回肠或者回盲部 FMT 后，每周 5 次自行灌肠共 8 周，主要研究终点为第 8 周无激素临床缓解率及内镜缓解或者应答率。结果显示，FMT 组 27% 的患者达标，而对照组仅为 8%。该研究提示，多供菌、强化剂量 FMT 能诱导活动期 UC 临床缓解及改善内镜下表现，这与肠道微生态的改变有关。234 例 UC 患者接受 FMT 治疗并随访 3 周至 13 年，总体临床缓解率为 41.58%，临床有效率为 65.28%，临床症状及肠镜下表现均明显改善，FMT 治疗 UC 能长期维持缓解。661 例患者（包含 UC 555 例、CD 83 例及结肠袋炎 23 例）接受 FMT 治疗，临床缓解率分别为 36%、50.5% 及 21.5%，大多数不良事件仅表现为胃肠不适，未出现严重不良反应，但该研究缺乏长期耐受性和安全性资料，需要更多的研究去证实。

但也有研究提示，FMT 治疗 UC 并不能取得很好疗效。Kump 等报道 6 例 UC 患者接受 FMT 治疗后的 2 周内有短期的临床改善，但均未获得临床缓解。Angelberger 等报道 5 例接受 FMT 治疗的中重度 UC 患者均获得短暂的临床应答，12 周后所有患者均未获得临床缓解。Nishida 等报道 41 例难治性 UC 患者接受 FMT 治疗 8 周后，仅 11 例患者有临床应答，所有患者均未获得临床缓解。

以上均为 FMT 治疗成人 UC 的疗效分析，FMT 治疗儿童 UC 疗效如何呢？Kunde 等报道了 10 例 FMT 治疗的 7 ～ 21 岁、轻中度 UC 患者，接受新鲜粪菌灌肠（1 次 / 日，连续 5 日），78% 的患者 FMT 治疗 1 周内临床应答，67% 的患者 1 个月后仍维持临床应答；33% 的患者 1 周内临床缓解，且 4 周后仍维持临床缓解。该研究中所有 UC 患儿均未接受抗生素预处理且未进行肠道准备，

供菌来自患者的成年家庭成员或者密友。现有文献资料显示，FMT 治疗对儿童 UC 患者有一定疗效，但 Suskind 等报道 4 例 13～16 岁儿童 UC 患者接受 FMT 治疗，所有患儿均未获得临床改善，且 3 例患儿因此接受了额外的治疗。

（二）FMT 治疗克罗恩病的有效性

1989 年，Borody 等最早报道了 1 例经柳氮磺吡啶及激素治疗无效的 CD 患者，经 FMT 治疗后获得临床及内镜缓解，且维持缓解长达 18 个月。2013 年，张发明等报道 1 例合并瘘管形成的难治性 CD 患者经 FMT 治疗后临床症状、影像学检查、内镜下黏膜情况均明显改善，CD 活动指数（CDAI）评分由 537 分降至 62 分。Cui 等报道 30 例难治性 CD 患者经中消化道途径单次 FMT 治疗，1 个月后临床应答率为 86.7%、临床缓解率为 76.7%，FMT 能够快速且持续改善患者 CD 相关腹痛；FMT 治疗 6 个月后仍有 60% 的患者维持临床缓解，66.7% 维持症状改善，提示 FMT 有望成为难治性 CD 患者安全、有效、可耐受的挽救治疗措施。Colman 等纳入 8 篇病例报道、9 篇队列研究、1 篇 RCT 研究的 Meta 分析显示，FMT 治疗 CD 的临床缓解率为 60.5%，且是安全的，但因样本量不大，临床疗效相差较大，该结果可能过于乐观。有研究者认为 FMT 对年轻 CD 患者的疗效更理想，Suskind 等纳入 9 例轻 – 中度 CD 患者接受 FMT 治疗，在移植前使用抗生素并行肠道准备，通过鼻胃管移植方式输注菌群，总随访 12 周，9 例患者总体缓解率达 44%，其中 5 例在无任何治疗情况下仍能维持缓解，总体应答率则高达 67%。

与 UC 一样，也有研究指出 CD 患者并不能从 FMT 中获益，如 Vermeire 等报道 4 例难治性 CD 患者经鼻空肠途径进行 FMT 治疗，8 周后 4 例患者临床、内镜及生物学指标均未明显好转。Greenberg 等报道了 6 例 CD 患者经 FMT 治疗后均无明显缓解。但两篇文献均为会议摘要，经文献检索，未见该研究后续进展。鉴于 FMT 治疗儿童 CD 研究较少，不能以部分研究成果来断定其疗效，总之，未来需要更多大样本多中心的随机对照试验来证实 FMT 对于儿童 CD 的疗效。

综上所述，IBD 患者接受 FMT 治疗后消化道症状得到改善，内镜下黏膜情况得到改善，多数能达到临床缓解，长期随访中发现，仍有部分患者可维持缓解，但不同临床试验的疗效相差较大，这可能与患者个体情况、疾病严重程度、病变部位、FMT 供者、术前准备、移植途径等多种因素有关。

三、FMT 治疗炎症性肠病的安全性

多中心双盲 RCT 研究结果显示，FMT 组与对照组的不良反应发生率及不良反应类型均无明显差异，多表现为 FMT 治疗后 24 小时内一些自限性胃肠道症状如腹部不适、腹胀、腹泻、便秘、发热等，一般症状较轻，多持续 2 日，

可自行缓解。有观点认为这些不良反应的出现多为移植后的免疫应激反应或与原发病有关。也有研究表明，不同移植途径可导致不同的不良事件。但总体而言，IBD患者接受FMT治疗耐受性良好、不良反应发生率低，但长期安全性尚不明确。另外，FMT有潜在感染风险，患者也可能因肠道菌群的改变而罹患其他慢性病如免疫系统疾病、非酒精性脂肪性肝病等。术前供者行严格的筛查、患者行充分的术前准备，可使FMT成为相对安全的治疗方法。

四、FMT的实施方案

（一）FMT适应证和禁忌证

应严格遵守FMT治疗操作规范和诊疗指南，严格掌握FMT治疗适应证和禁忌证。目前，临床指南及共识推荐FMT治疗复发性或难治性艰难梭菌感染。除此之外，对于消化系统疾病如炎症性肠病、肠易激综合征（irritable bowel syndrome，IBS）、功能性便秘、肝性脑病等，神经精神系统疾病如自闭症、焦虑症、抑郁症和帕金森病等，代谢性疾病如糖尿病、肥胖症、脂肪肝和高脂血症等，免疫性系统性疾病如肿瘤免疫、过敏性疾病及慢性疲劳综合征等，FMT均显示出一定的临床疗效。但作为一项新技术，在符合如下适应证的前提下，还应该在常规治疗无效或者高复发的情况下实施FMT。

1. 适应证

（1）消化系统疾病：艰难梭状芽孢杆菌感染（CDI）、复发性（难治性）CDI感染。

（2）其他消化系统疾病：溃疡性结肠炎、克罗恩病、功能性便秘、IBS、菌群紊乱相关腹泻、肝硬化等。

（3）肠道菌群紊乱所致的消化系统外疾病：肠道外疾病的适应证必须伴随有胃肠道症状，或者当前研究证实该疾病与胃肠道症状或肠道菌群紊乱相关。

1）神经系统疾病：帕金森病、阿尔茨海默病（Alzheimer disease，AD）、肌萎缩侧索硬化（amyotrophic lateral sclerosis，ALS）、癫痫等。

2）精神系统疾病：自闭症、焦虑症或抑郁症、多动症、抽动综合征等。

3）代谢相关疾病：代谢综合征、糖尿病、肥胖症、脂肪肝、高脂血症等。

4）肿瘤相关疾病：肿瘤免疫治疗的增敏、肿瘤免疫治疗及放化疗所致肠炎等。

5）过敏性或免疫系统疾病：自身免疫性肝炎、系统性红斑狼疮、强直性脊柱炎、免疫性骨关节炎、过敏性皮炎、特发性血小板减少性紫癜等。

6）成人或儿童移植物抗宿主病（graft versus host disease，GVHD）。

2. 禁忌证

（1）各种原因导致伴有脓毒症、消化道活动性大出血、穿孔等肠道屏障严重受损的患者。

（2）当前诊断为暴发性结肠炎或中毒性巨结肠者。

（3）因存在严重腹泻、显著纤维性肠腔狭窄、严重消化道出血、高流量肠瘘等原因无法耐受 50% 能量需求的肠内营养者。

（4）先天或获得性免疫缺陷病患者。

（5）近期接受高风险免疫抑制或细胞毒性药物治疗者：如利妥昔单抗、多柔比星或中高剂量类固醇激素（20 mg/d 泼尼松或更高剂量）持续应用 4 周以上。

（6）严重免疫抑制者：成人中性粒细胞＜ 1500/mm^3，儿童中性粒细胞＜ 1000/mm^3。

（7）妊娠或哺乳期女性。

3. 实施 FMT 治疗前　应当向患者及其家属告知治疗目的、风险、注意事项及可能发生的并发症等，并签署知情同意书。

（二）供者选择

供体选择是菌群移植领域中的关键问题，供体可以是亲密伴侣、朋友或没有任何关系的志愿者；如果家长和孩子都同意的话，孩子也可以是供体。目前还没有充分的数据表明，何种供体才是最优供体。但是考虑到临床需求及制备的时限要求，建立标准化的供体库显得尤为重要。入库的供体在满足定期体检合格的前提下，要能定时定量捐赠正常粪便。拥有这样的供体库可能会使 FMT 的实施变得更简便。

为了减少疾病传播的风险，供体需要严格筛选，必须排除任何可能通过菌群移植传播的疾病。供体必须在捐献粪便前 4 周内通过血清学及粪便检测，筛查排除可能的感染源。对于标准供体选择，《肠道菌群移植临床应用管理中国专家共识（2022 版）》提出了建立从生理、心理、个人史、稳定性、持续性和限食耐受性 6 个维度的供体筛选标准。

（三）移植途径

FMT 移植路径可划分为上消化道路径和下消化道路径。上消化道路径包括口服、胃镜、鼻胃管、鼻十二指肠 / 空肠管、经皮内镜胃 / 肠造瘘管（PEG/J 管）；下消化道路径包括结肠镜、结肠置管、乙状结肠 / 直肠镜和经肛门保留灌肠（以下简称灌肠）。就上消化道与下消化道整体而言，现有证据表明两者在有效性和安全性方面差异无统计学意义，各种菌群移植途径的优缺点及适用范围见表 7-1。研究表明，无论使用何种途径实施 FMT 都是有效的。但对于肠梗阻患者则不推荐经上消化道途径。

表 7-1　各种菌群移植途径的优缺点及适用范围

菌群移植途径	优点	缺点	适用范围
口服胶囊	方便、可重复；患者易接受	无参照标准；疗效不稳定	吞咽功能正常，不宜或不愿住院治疗的患者
胃镜	可行胃镜检查，可行活检	风险较高；不便于重复移植	单次移植
鼻胃管	较鼻肠管操作容易；可留置一段时间；可重复移植；可鼻饲营养液	易引起鼻咽部不适；导管可能脱出，菌液接触胃酸可能失活	需多次重复移植；无条件留置鼻肠管；营养不良患者
鼻十二指肠/空肠管	可长期留置；可重复移植；可鼻饲营养液；可行肠道造影等检查	操作有难度；易引起鼻咽部不适；导管可能脱出	需多次重复移植；尤其适用于营养不良患者
经皮内镜胃/肠造瘘管	可长期留置；可给予营养支持；无鼻咽部不适	操作复杂、风险较高；对护理要求高；有导管脱出或切口感染风险	不耐受经鼻置管，需多次重复移植；营养不良患者
结肠镜	可行肠镜检查，可行活检	风险较高；不便于重复操作	单次移植
结肠置管	可留置一段时间；可重复移植	导管可能脱出；易引起肛门和腹部不适	需多次重复移植；结肠黏膜大致正常患者
乙状结肠/直肠镜	可行肠镜检查、活检；较结肠镜风险小	有一定风险；重复操作性不强；患者不适感较强	病变局限于直肠/乙状结肠的患者
灌肠	操作较简单，可重复	菌液难以达到结肠深部；菌液在肠内保留时间短	需多次重复移植；病变局限于直肠/乙状结肠的患者

五、FMT 的实施要点

FMT 的实施要点见图 7-1。

图 7-1　FMT 的实施要点

（一）患者评估

1. 建议术前评估消化道动力　可应用口服钡剂或小肠插管碘水造影法，行 FMT 前需评估消化道动力，可作为确定 FMT 路径与单次输注菌液体积的参考。

2. 建议术前评估患者营养风险　需要行 FMT 的患者，往往合并肠功能障碍，导致营养不良的发生。因此，在 FMT 前应常规给予营养筛查，如存在营养风险，应给予营养支持方案。

3. 有条件的患者可予以肠道微生态平衡检测（16S rDNA 测序）　有助于辅助评估治疗效果。

4. 有条件的患者可予以呼气试验——检测呼出气中甲烷及氢气的浓度变化　协助诊断是否存在小肠细菌过度增长（small intestine bacterial overgrowth，SIBO），用于评估疾病情况及治疗效果。

（二）肠道去污及清肠准备

受体患者肠道内的菌群可影响 FMT 的疗效。受体粪便中梭杆菌属的存在与 FMT 失败相关。受体肠道内微生物可通过创造生态位点和（或）资源竞争形成对供体微生物种群产生“定植屏障”。因此，移植前使用抗生素预处理可以使定植于肠道内的细菌释放空间，使得移植菌更容易定植于肠道内，并与致病菌产生竞争作用。肠道准备不足是 FMT 失败的独立预测因素。目前，大部分的研究均在抗生素使用后、FMT 移植前进行抗生素的清洁肠道（洗脱），如果在 FMT 前使用泻药清洁肠道，可去除可能影响移植微生物定植的残留抗生素，以及艰难梭菌毒素和孢子。

（1）移植前 3 日常规经肠道给予万古霉素（0.5g，2 次 / 日）作为主要的 FMT 前的抗生素预处理。

（2）特殊类型如 IBS 患者，可使用利福昔明，真菌感染则使用抗真菌药物等肠道去污方案。

（3）复杂肠道感染，应根据培养结果选择敏感抗生素。如合并病毒感染，应给予抗病毒治疗方案。

（4）移植前 24 小时常规给予聚乙二醇（通常为 2L）清洁肠道。

（三）规范种菌

参考《肠道菌群移植临床应用管理中国专家共识（2022 版）》。

（四）随访观察

1. 近期不良反应　与置管相关的不良反应如咽痛、穿孔、出血、误吸等；种菌可能出现的近期不良反应如恶心、呕吐、腹胀、排气增多、便秘、腹泻、腹部隐痛不适，一过性发热，肠鸣音增多等，一般症状轻微，24 小时可缓解，如症状逐渐加重，停止 FMT 操作，并予以对症处理。

2. 远期不良反应 要注意与 FMT 可能相关的肥胖等代谢性疾病、肿瘤等慢性疾病、脑肠轴相关疾病及感染等，仍需要密切观察。

六、未来展望

FMT 是一项新技术，肠道微生态治疗则是一个现代医学新理念。改善肠道菌群是一项对人类疾病有效的治疗手段。"细菌"与人体的健康及疾病息息相关，不论是消化系统内还是消化系统之外的细菌，在不久后都有可能通过改善患者肠道微生态环境来控制。随着 DNA 测序和代谢组学技术的快速发展，以及大数据和复杂多维数据的生物计算机技术的进步，未来的 FMT 可能发展为对人体特定的有益菌群的移植，即直接从粪便中提取特定有益的菌群，为疾病量身定制有益菌进行治疗，实现更精准、个体化治疗的目标。FMT 作为慢性疾病的"绿色疗法"，也许不久的将来 FMT 会具备"超级药物"潜能，能够治疗甚至预防很多慢性疾病。

第八章　干细胞移植和选择性白细胞吸附

一、干细胞移植

干细胞是一类具有自我复制能力及多向分化潜能的细胞，在一定条件下，它可以分化成多种功能细胞。其特征在于自我更新、多向分化、低免疫活性，可对损伤的肠组织进行修补，从而实现免疫调节，有效地控制炎症的发生。

（一）干细胞分类

干细胞也被称为"万能细胞"，按其所处的发育阶段，可分为胚胎干细胞（embryonic stem cell，ES 细胞）和成体干细胞（somatic stem cell）。根据干细胞的发育潜能将干细胞分为三类：全能干细胞（totipotent stem cell，TSC）、多能干细胞（pluripotent stem cell）和单能干细胞（unipotent stem cell）。按成体干细胞的功能，可将其分为神经干细胞、造血干细胞、骨髓间质干细胞、皮肤干细胞、脂肪干细胞等。

（二）干细胞来源

干细胞主要来源为胚胎、骨髓、周边血、脐带和脐带血。对于造血干细胞来说，从移植方式来看，又可分为自体干细胞移植和异体干细胞移植。自体干细胞移植由于没有排异现象而被普遍使用。不过，除造血干细胞以外，间充质干细胞在异体移植时也不会出现排异现象。这是因为间充质干细胞很少表达主要组织相容性复合体（MHC）Ⅱ分子及共刺激因子，少量表达 MHC Ⅰ分子，这导致无法激活 T 淋巴细胞，也就躲过了免疫系统的袭击。

大量文献报道显示，用于研究溃疡性结肠炎的间充质干细胞主要包括骨髓间充质干细胞、脂肪间充质干细胞、脐带间充质干细胞。

1. 骨髓　骨髓是第一个被报道含有间充质干细胞的组织，干细胞含量最为丰富。骨髓间充质干细胞既往被称为骨髓基质成纤维细胞，这类细胞不仅对骨髓中的造血干细胞有机械支持作用，分泌各种生长因子来支持造血，还具有间充质干细胞的共同特性。既往文献报道中多采用骨髓间充质干细胞治疗溃疡性结肠炎，但抽取骨髓是有创性操作，并且细胞的寿命和分化潜能随着年龄的增长而减弱，限制了其在临床方面的研究进展。

2. 脂肪间充质干细胞　主要来源于皮下脂肪组织，取材方便，可从减脂术中获得的脂肪组织中提取，其提取效率是骨髓间充质干细胞的 40 倍，且增殖速率快。与骨髓间充质干细胞不同，脂肪干细胞的附着力和增殖能力与年龄无关，而与供者的体质有关，不会随着供者年龄的增长而降低。目前已有关于脂肪间充质干细胞治疗溃疡性结肠炎的 I / II 期随机对照临床研究的项目备案。

3. 脐带间充质干细胞　以往认为骨髓和脂肪组织来源的间充质干细胞最有希望应用于临床，相关的研究报道也较多，但随着对间充质干细胞研究的进一步深入，脐带来源间充质干细胞逐渐引起大家的关注。脐带间充质干细胞无成脂性，分离成功率虽然较骨髓间充质干细胞、脂肪间充质干细胞低，但脐带组织中含有的间充质干细胞数量明显高于骨髓和脂肪组织（每厘米脐带 5×10^4 个，每克脂肪组织 5×10^3 个，0.01% 骨髓单核细胞），分泌能力强于骨髓间充质干细胞。在大多数情况下，脐带间充质干细胞分泌生物活性因子的浓度比骨髓间充质干细胞分泌的生物活性因子浓度高出 10 ～ 100 倍，具有取材方便、含量丰富、免疫原性低、可体外分离培养、分化潜能高、增殖能力强、伦理学争议少、制备周期短等特点，有可能成为最具有临床研究和应用前景的多功能干细胞，目前在国内临床应用较广泛。

（三）干细胞治疗大体流程

1. 自体干细胞回输流程

（1）环磷酰胺动员，自体外周血造血干细胞，一般分 2 天给药，停药后第 5 天给予粒细胞集落刺激因子（G-CSF）。

（2）血细胞分离机采集外周血干细胞。

（3）分选 CD34 阳性干细胞。

（4）回输自体干细胞。

2. 异体干细胞回输流程

（1）供体中提取干细胞。

（2）回输干细胞。

（四）干细胞给药途径

间充质干细胞（MSC）的输注方式包括静脉注射、腹腔注射、灌肠、内镜下局部黏膜注射、肠系膜下动脉注射等，在动物研究层面上注射方式使用最多的是腹腔注射和静脉注射。目前不论动物实验还是临床试验，尚未发现关于最佳移植方式的临床研究。

（五）干细胞在炎症性肠病治疗中的机制

关于干细胞对炎症性肠病治疗机制的研究有很多，众多研究结果表明，骨髓间充质干细胞可能通过细胞间直接接触及旁分泌作用对巨噬细胞、树突细胞、T 淋巴细胞进行免疫调节，通过促血管生成、修复肠黏膜屏障促进组织修复，从而发挥治疗炎症性肠病的作用。

1. 免疫调节功能　MSC 可以通过细胞间接触和产生可溶性介质，改变免疫细胞的功能。MSC 对巨噬细胞的调节作用：肠内有巨大的巨噬细胞库，这些巨噬细胞对于维持黏膜稳态和上皮更新必不可少，同时也是保护性免疫的重要组成部分，参与炎症性肠病的病理学过程。稳态下，驻留于肠黏膜的巨噬细胞表型以 M2 为主，这些巨噬细胞可分泌抗炎细胞因子 IL-10，在免疫调节中起重要的作用。IBD 免疫稳态失衡，肠道中 M1 型巨噬细胞占优势。固有层单核细胞和 M1 型巨噬细胞侵入肠组织可致紧密连接蛋白的失调，诱导上皮细胞凋亡，破坏上皮屏障，促进 IBD 的发展。干细胞的外泌体可抑制腹膜巨噬细胞中 IL-7 的表达，这表明外泌体处理可能影响巨噬细胞中 IL-7 的表达从而减轻 DSS 诱导的小鼠结肠炎。

2. MSC 对树突细胞的调节作用　稳定状态下，结肠中的树突细胞（DC）显示出一种致耐受性表型。与健康人相比，IBD 患者的结肠 CD11c$^+$ DC 表达更高水平的 Toll 样受体如 TLR-2、TLR-4 和 CD40。通过这些受体，DC 识别细菌抗原并被激活。活化的 DC 产生大量的促炎性细胞因子（TNF-α、IL-1β、IL-6 和 IL-12），表达高水平的共刺激分子（CD40、CD80 和 CD86），从而促进肠道炎症的发展。MSC 能够抑制 DC 的成熟并改变其对致耐受性表型的分泌特征，导致促炎性 IFN-γ 和 IL-12 的产生减少，抗炎性 IL-10 的产生增加，从而导致 T 细胞的活化减弱。但详细作用机制尚未完全阐明。

3. MSC 对 T 淋巴细胞的调节作用　IBD 中的辅助性 T 细胞 Th1、Th2、Th17 细胞与调节性 T 细胞（Treg 细胞）的失衡在 IBD 的发病机制中至关重要。MSC 对 T 淋巴细胞的直接调节作用主要体现在抑制 T 细胞增殖及增加 Treg 细胞的募集。研究发现，MSC 能够通过减少促炎性 Th1 细胞和 Th17 细胞产生细胞因子（IL-1α 和 IL-1β、IFN-γ、IL-17 等）及增加抗炎性 Th2 细胞产生细胞因子（IL-3、IL-4、IL-5 和 IL-10 等）直接改变 CD4$^+$ T 细胞的细胞因子谱。干细胞表达 TLR4 的细胞、肿瘤坏死因子 α（TNF-α）、白介素 10（IL-10）在移植前均高于正常人，且以上细胞及细胞因子在移植后均出现明显下降，提示造血干细胞具有免疫调节作用，能够降低患者的炎症反应。

4. MSC 的肠黏膜修复作用　促进血管生成，抑制细胞凋亡及刺激血管生成来促进 IBD 受损结肠组织的修复，因此有人将干细胞比喻为"肠道黏膜的创可贴"。

（六）干细胞治疗存在的问题

1. 伦理问题　主要是针对干细胞库等的异体移植，自体骨髓干细胞移植无伦理问题。

2. 免疫排斥　异体移植可能存在免疫排斥反应，自体骨髓干细胞移植无免疫排斥反应。

3. 安全性问题　基于 MSC 的增殖及多向分化潜能，有学者提出此类疗法能够增加肿瘤发生风险，可能也是制约干细胞大规模应用的一个主要问题。干细胞治疗临床应用时间较短，还有待于十余年甚至数十年以后的大样本统计证明其肿瘤发生的安全性。

4. 干细胞技术临床转化　比如细胞分离、纯化、扩增、保存、运输、复苏、配制过程中，其存活率、生物学效力如何确定等。

（七）干细胞治疗展望

总体来说，干细胞治疗作为新时代新型治疗方法，在炎症性肠病中的作用日益得到证实，展现出良好的应用前景，但详细的作用机制仍需要进一步阐明。未来一段时间内可能还停留在研究与临床试验当中，主要研究内容可能为免疫调节能力、组织修复能力，以及如何提高其归巢迁移到损伤部位的效率性。另外，干细胞治疗的长期有效性及安全性问题也是重要的研究内容，这里主要指肿瘤的发生风险，所以干细胞的安全性问题可能是最终制约干细胞大规模应用的一个重要问题。

二、选择性白细胞吸附

选择性白细胞吸附疗法（granulocyte and monocyte adsorption apheresis，GMA）即白细胞单采与粒细胞/单核细胞吸附单采，是目前获批并用于治疗 IBD 的主要策略。GMA 是将患者体内血液引流出体外，通过内含醋酸纤维素珠的吸附性血液净化器（Adacolum 柱）过滤，使部分活化的粒细胞和单核细胞等炎症细胞被选择性吸附后，再将净化后的血液回输入患者体内，从而改善 IBD 炎症的一项治疗技术。其原理简单易懂，与尿毒症患者血液透析一样，能直接在体外靶向清除这些释放炎性细胞因子的粒细胞、单核/巨噬细胞，降低血液中的促炎性细胞因子水平，如 TNF-α、IL-1β、IL-6 及 IL-8 等，并激活体内抗炎性反应，动员骨髓细胞，从多方面促进黏膜修复，改善症状，达到临床缓解和黏膜愈合的目的。

GMA 是近年来新兴的 IBD 的非药物治疗手段，已成为对常规治疗无应答或不能耐受的中–重度 IBD 患者重要且有希望的治疗选择。GMA 作为血液滤过的天然治疗方式，几乎适用于所有 IBD 患者。主要适用患者群：对常规治疗无应答或不能耐受的中–重度 IBD 患者；某些特定的 UC 患者人群，如儿童、青少年和老年、正在妊娠或准备妊娠的患者，未使用或不适合使用激素的患者，使用激素出现胰岛素抵抗或依赖的患者，生物制剂疗效减弱的患者，以及应用其他治疗方案存在较高风险时，如合并巨细胞病毒感染或者其他机会性感染的患者。此外，GMA 还可以促进改善 IBD 肠外表现。Mayo 评分相对较低的 UC 患者更有可能对 GMA 产生良好的反应。与重度 IBD 患者相比，轻 - 中度 UC 患者更能从 GMA 治疗中获益。

　　GMA 作为一项新治疗方式，还存在许多问题。首先，GMA 对克罗恩病的疗效不确定，需进一步临床验证。其次，GMA 有一定不良反应和不便捷性，GMA 需要良好的血管条件，对凝血功能异常或血管条件较差的患者不利；其最常见的不良反应是暂时性头痛，可能为治疗过程中出现血流动力学改变所致。采用 GMA 治疗的患者需要定期来院就诊且要求护士具备操作技术。最后，GMA 相对生物制剂来说治疗费用较高，这有可能导致患者因经济压力而放弃治疗。

　　GMA 治疗活动期 IBD 每次约 60 分钟，血液交换流量 ≥ 30ml/min；常规疗程为每周 1 次，5 次为 1 个疗程。为了在短时间内控制病情，可采取强化 GMA 治疗，即每周进行 ≥ 2 次 GMA 治疗，每 5 次为 1 个疗程。目前临床无严格规定的 GMA 疗程，医师往往根据个人经验和患者病情确定最佳疗程，以促使 IBD 患者尽快控制病情发展。

　　GMA 作为非药物性治疗，对中重度 IBD 患者的疗效显著，短期内能显著降低炎症反应、减轻临床症状、促进黏膜愈合，且安全性高，具有广泛的应用前景。

第九章　心理调节

第一节　微生物 – 肠道 – 大脑轴

肠 – 脑轴（gut-brain axis，GBA）在维持体内平衡方面的重要性早已得到认可，然而作为肠道 – 大脑功能关键调节者之一的微生物群的出现使人们逐渐认识到一个独特的微生物 – 肠道 – 大脑轴（microbiota-gut-brain axis，MGBA）的重要性。肠道微生物群在维持肠道内环境稳定方面起着至关重要的作用，其生态失调与肠道慢性炎症密切相关，可促进慢性肠道疾病的发展，也可促进脑病的发展。目前，许多研究发现 MGBA 在 IBD 的发病中起着重要的作用，探究相关的心理治疗方法可能会成为 IBD 重要的辅助治疗方式。

一、肠道微生物和大脑之间的相互影响

肠道微生物群的改变或干扰与神经发育、神经退行性变及精神疾病相关，益生菌、益生元和（或）饮食调节 MGBA 可产生预防和治疗效果。现代神经成像技术和其他成像方法已越来越多地应用于研究健康人群和患者的大脑活动的结构、功能和分子方面，这或许有助于我们进一步了解 MGBA。在动物模型中，肠道细菌 16S rRNA 测序显示肠道微生物群数量的变化是饮食的一项功能，Ong 等利用弥散张量成像的方法确定了脑白质结构完整性以饮食依赖的方式发生整体变化，大脑结构的变化与以饮食依赖方式的肠道微生物群的变化有关。已有证据表明，肠道微生物群可以显著影响小鼠杏仁核和前额叶皮质（prefrontal cortex，PFC）中微小 RNA（miRNA）的表达水平，以及 miRNA 和 mRNA 在海马中的表达水平；肠道微生物群还可以影响小鼠前额叶皮质 142 种关键的脂质代谢物，主要为甘油磷脂、甘油酯、鞘脂和糖脂。这些结果为进一步研究 MGBA 提供了依据。由于常规饲养的小鼠肠道中微生物的极端多样性，确定肠道微生物群与宿主中枢神经系统之间影响神经元功能和双向沟通的微生物特异性途径是一项挑战。谢德拉微生物丛（altered Schaedler flora，ASF）小鼠模型可用于替代常规饲养和无菌（germ-free，GF）动物，在只有 8 种细菌存在的情

况下，使用 ASF 小鼠模型大大简化了微生物与宿主相互作用的检测。Lyte 等在 ASF 小鼠模型和常规饲养的小鼠之间观察到行为和血清皮质酮的差异，而在肠道形态上未发现差异；行为实验的应激导致了 ASF 小鼠模型粪便微生物群的显著变化，但对常规饲养的小鼠无影响。这些数据表明，ASF 小鼠模型可能是阐明 MGBA 交流影响行为机制的独特模型。人类肠道微生物群的多样性和组成在人格特征的分层上表现出显著差异，高神经质和低责任心组与高丰度的 γ- 变形菌和蛋白菌明显相关，高责任心组中一些普遍的产丁酸细菌，如毛螺菌科的数量明显增加。综上，肠道微生物群与大脑之间可相互影响，双向沟通的渠道 MGBA 在理论上和实际上是存在的。

二、MGBA 的交互途径

（一）神经信号途径

生物胺，包括多巴胺、去甲肾上腺素、血清素和组胺，均是由共生的肠道微生物产生的，它们被认为是调节 MGBA 功能的信号分子。最近越来越多的研究集中在 5- 羟色胺（5-hydroxytryptamine，5-HT；又名血清素）的前体色氨酸和微生物对色氨酸代谢的调控上。Liu 等探讨了植物乳杆菌（*Lactobacillus plantarum* PS128，PS128）对大鼠内脏超敏反应（visceral hypersensitivity，VH）和 GBA 的影响，注射 5- 羟色胺酸（5-hydroxytryptophan，5-HTP）后，神经递质蛋白 P 物质、降钙素基因相关肽（calcitonin gene related peptide，CGRP）、脑源性神经营养因子（brain-derived neurotrophic factor，BDNF）和神经生长因子（nerve growth factor，NGF）水平在背根神经节降低，而在脊髓升高；PS128 处理的大鼠则逆转了这些改变。PS128 可显著降低 5-HTP 和结肠扩张（colorectal distension，CRD）诱导的 VH，PS128 可通过降低血清皮质酮浓度和杏仁核中盐皮质激素受体的表达调节下丘脑 - 垂体 - 肾上腺轴（HPA 轴）。微生物群还能影响大脑中 5-HT2C 受体的编辑，GF 小鼠的杏仁核、下丘脑、前额叶皮质和纹状体中编辑过的 5-HT2C 受体亚型的发生率增加，这些亚型在肠道微生物定植后部分恢复正常。调节 MGBA 上谷氨酸受体活性可能影响肠道（即味觉、内脏敏感性和运动性）和大脑功能（应激反应、情绪和行为），谷氨酸能传递的改变可能参与了局部和大脑疾病的发病机制。综上，这一领域的研究开启了以酪氨酸、色氨酸、谷氨酸能神经传递为靶点的可能性，无论是在药理学上还是通过使用产生神经活性分子的益生菌作为治疗胃肠道疾病和相关精神疾病的方法。

由于迷走神经在内感受性知觉中所起的作用，它能够通过传入神经感觉微生物代谢物，将肠道信息传递到中枢神经系统，并在中枢神经网络中整合，从而产生适应的或不恰当的反应。有研究描述了一种胆碱能抗炎途径，通过迷走神经纤维，可以抑制周围炎症和降低肠道通透性，因此很可能调节微生物群的组成。应激可抑制迷走神经，对胃肠道和微生物群造成有害影响，并参与肠道紊乱的病理生理过程，如以生态失调为特征的 IBD；IBD 患者迷走神经张力低，不利于控制肠道周围炎症。以迷走神经为靶点，如通过具有抗炎特性的迷走神经刺激，将有助于恢复 MGBA 内稳态。Buckley 等描述了一种解剖技术，通过对远端结肠细胞的电生理刺激，促进了经内脏盆神经和迷走神经传入脊髓的神经元响应。应用示例：将 75mmol/L KCl 局部应用于已经暴露黏膜下或肌间神经胞体和感觉神经末梢雄性 SD 大鼠远端结肠，可引起肠系膜上丛和迷走神经的活动；去甲肾上腺素刺激肠系膜上丛神经活动，而卡巴可刺激迷走神经活动；将具有完整结肠黏膜的远端结肠部分暴露于肽聚糖，可引起迷走神经放电；此外，研究还证实了应用于结肠远端黏膜的细菌产物所引起的迷走神经传入激活。综上，解剖和记录技术的进步有助于记录应用于远端结肠的神经调节试剂在外源性感觉通路中引起的传入神经信号，并有助于实时监测 MGBA。

（二）内分泌信号途径

微生物内分泌学是微生物学和神经生物学的结合，它关注的是神经化学物质在健康和疾病中充当宿主和微生物群之间的进化语言的能力。微生物产生、修饰和响应其哺乳动物宿主的各种信号通路中使用相同的神经化学物质，通过这种机制宿主和微生物群可能通过 MGBA 交互影响感染性疾病的发生及发展。虽然人们发现细菌产生神经化学物质的能力已有几十年，但对于其在胃肠道环境中发生的程度仍然知之甚少。

垂体腺苷酸环化酶活性肽（pituitary adenylate cyclase activating polypetide，PACAP）是一种神经多肽，在宿主中广泛分布，具有重要的细胞保护特性。Heimesaat 等首次应用定量培养独立技术对产后 2 周至 18 个月 *PACAP*$^{-/-}$ 和野生型（wild type，WT）小鼠的肠道微生物群组成进行了全面的调查，发现 1 个月和 ≥ 6 个月 *PACAP*$^{-/-}$ 小鼠粪便肠杆菌和肠球菌含量低于 WT 小鼠，而拟杆菌的含量略高，在 *PACAP*$^{-/-}$ 小鼠的肠道中几乎无对健康有益的双歧杆菌，甚至在母乳喂养的时候也是如此。因此，PACAP 缺乏症伴随的是粪便微生物群组成的明显变化，几乎无双歧杆菌作为主要标志，可能与疾病易感性有关。

Lyte 等利用特异性荧光检测，唾液乳杆菌生物膜似乎表达了质膜单胺转运体（plasma membrane monoamine transporter，PMAT）和有机阳离子转运体（organic cation transporter，OCT）样对特定荧光团转运体的摄取。这种现象并未在整个乳杆菌属中分布，因为鼠李糖乳杆菌（*Lactobacillus rhamnosus* GG，

LGG）生物膜未吸收这些荧光团。综上，唾液乳杆菌生物膜可能存在 PMAT 和 OCT 样摄取系统，益生菌与宿主信号通过这种机制相互作用，这可能提供了一种以微生物内分泌学为基础的检查健康和疾病相互作用的方法，拓展了我们对 MGBA 的认知范畴。

（三）免疫信号途径

1. 胃肠屏障（gastrointestinal barrier，GIB） GIB 和血脑屏障（blood-brain barrier，BBB）是保护机体底层结构免受外来有害刺激的重要防线，这些宿主屏障由上皮细胞和内皮细胞通过紧密连接蛋白及其他几种支持结构连接而成，因此，宿主屏障结构的破坏涉及胃肠道和中枢神经系统的各种疾病。虽然有几个因素影响宿主屏障，但近年来肠道微生物群及其代谢产物在调节屏障完整性方面的作用越来越受到重视。Marungruang 等用植物血凝素（phytohemagglutinin，PHA）或微生物蛋白酶（microbial protease，PT）给予乳鼠灌胃 72 小时后诱导 GIB 成熟，与断奶大鼠相似，人血清白蛋白（human serum albumin，HAS）到血液的迁移停止，而肠道杆菌和血清脂多糖结合蛋白（lipopolysaccharide-binding protein，LBP）伴随性增加；断奶后，通过 BBB 的牛血清白蛋白（bovine serum albumin，BSA）急剧升高，同时伴随低水平血清 LBP、特定的微生物类群和大脑对醋酸盐的摄取增加。因此，诱导 GIB 早熟后肠道微生物群的改变可能导致低级别的全身炎症，并改变大脑对短链脂肪酸（short-chain fatty acid，SCFA）的利用，这也可能在新生儿的 GIB-BBB 功能紊乱中发挥潜在的作用。

肠道微生物群失调降低肠神经系统胰高血糖素样肽 -1 受体（glucagon-like peptide-1 receptor，GLP-1R）和神经元型一氧化氮合酶（neuronal nitric oxide synthase，nNOS）的表达，并通过模式识别受体（pattern recognition receptor，PRR）依赖机制抑制胰高血糖素样肽 -1（glucagon-like peptide-1，GLP-1）诱导的一氧化氮（nitric oxide，NO）的产生，从而阻止 MGBA 的活化控制胰岛素分泌和胃排空。Li 等研究发现，酪酸梭状芽孢杆菌（Clostridium butyricum，Cb）能明显改善外伤性脑损伤（traumatic brain injury，TBI）雄性 C57BL/6 小鼠模型神经功能障碍、脑水肿、神经退行性变和 BBB 的损伤，Cb 处理小鼠后其肠道 GLP-1 的分泌增加，大脑 GLP-1R 的表达上调。

2. 核苷酸结合寡聚结构域（nucleotide binding oligomerization domain，Nod）样受体（Nod-like receptor，NLR） NLR 是在肠道和大脑中表达的先天免疫模式识别受体，在胃肠道生理调节中发挥重要作用。同时缺乏 Nod1 和 Nod2（NodDKO）的小鼠在 HPA 轴极度活跃的情况下表现出应激性焦虑、认知障碍和抑郁的迹象，这些缺陷伴随着大脑 5- 羟色胺能途径的损伤、海马细胞增殖和未成熟神经元的降低及神经激活的减少。因此，肠上皮 NLR 是肠脑沟通的新调节剂，可能成为治疗肠脑障碍的潜在的新治疗靶点。

目前，大脑通过 MGBA 的神经信号途径、内分泌信号途径和免疫信号途径向肠道传递神经、内分泌和循环信息，促肾上腺皮质激素释放激素的变化、肥大细胞活性、自主神经系统的神经传递和肠屏障功能等均可影响 IBD 的发病机制。MGBA 的交互途径构成一个庞大和复杂的网络，而确切的机制至今尚不明确。

三、MGBA 对炎症性肠病的影响

越来越多的人认为 IBD 与焦虑和抑郁相关症状有关，在疾病活动期，心理症状尤为明显。在 IBD 动物模型中也观察到包括焦虑和抑郁样症状在内的行为障碍，心理压力对 IBD 动物模型的影响仍然存在一定的争议，更倾向于压力或早期压力生活事件是 IBD 发展的危险因素，压力导致的炎症恶化和复发。理解这些行为变化与 IBD 之间的联系在临床上很重要，因为伴随的情绪障碍通常会增加患者需要手术和发展为继发性功能性胃肠疾病的风险。结肠组织中微生物负荷的增加、细胞因子的过度释放和部分减弱的免疫反应导致其对 IBD 的负面效应。

（一）内脏痛

内脏痛的感觉是一个复杂的过程，涉及脊髓和高阶的大脑结构。Luczynski 等使用 GF 小鼠评估内脏敏感性、脊髓基因表达和疼痛相关的大脑结构，GF 小鼠表现出内脏高敏感性，伴随着脊髓中 Toll 样受体和细胞因子基因表达的增加；在 GF 小鼠中，前扣带皮质与疼痛处理相关的区域体积减小，导水管周围灰质中则增大，前扣带皮质的树突变化明显。综上，肠道微生物群显著影响正常内脏痛觉，影响内脏痛觉的调节机制，益生菌和益生元对肠道微生物群的控制在内脏疼痛失调的调节中发挥着潜在的作用。

（二）肠道感染

长期的限制应激源会破坏结肠微生物群的组成，并与对结肠病原体挑战的炎症反应升高有关。GF 小鼠被来自压力暴露组的微生物菌群定植后的第 1 天，小鼠感染了大肠病原体——牙列柠檬酸杆菌；在感染后 6 天，小鼠结肠病理学评分（结肠增生、白细胞介素渗透和水肿）略有增加，促炎性细胞因子（如 IL-1β）及趋化因子（如 CCL2）显著增加；16S rRNA 基因测序表明应激小鼠的微生物群落中无任何可检测到的双歧杆菌。综上，共感菌群直接导致了在应激暴露期间对小鼠的过度炎症反应，这可能有助于解释为什么在应激过程中胃肠道疾病会恶化。

（三）治疗

1. 补充益生菌和（或）益生元　在急性结肠炎的右旋糖酐硫酸钠（dextran

sodium sulfate，DSS）小鼠模型中，在活动性炎症（8天）期间，小鼠表现出识别记忆受损和焦虑样行为，这些行为缺陷在 DSS 处理后 14 天被正常化；在活动性炎症期间，肠道菌群的组成发生了明显变化，特别是乳酸菌和分叶丝状菌的减少，一旦疾病得到解决，这种变化也会逆转。应用益生菌可以预防急性决策支持系统的行为缺陷。综上，IBD 小鼠急性炎症期间存在情绪和行为的变化，可以通过使用益生菌来预防。

来自巴戟天（*Morinda officinalis*，OMO）的果糖寡聚体（fructo-oligo-saccharide，FOS）目前被认为是一种潜在的益生元，OMO 能调控超剂量抗生素治疗的 IBD 小鼠模型中肠道微生物群的组成和代谢，从而显示出益生菌的潜能；肠道微生物群在神经发育方面起着重要作用，导致关键脑区和肠区基因表达发生改变，从而导致正常认知行为的程序化"摄动"。FOS 促进了细菌蓝藻门的丰度，蓝藻门是一组以分泌具有抗抑郁作用的重要药物代谢物（如 H_2S）而闻名的细菌，FOS 可减轻抑郁样行为，修复肠上皮损伤。

目前，益生菌普遍应用于临床 IBD 的治疗中，其安全性、有效性得到一致的认可。益生元理论上可促进肠道内益生菌增殖，进而保持肠道微生态平衡和调节免疫反应，可能改变 IBD 的临床转归，但益生元对 IBD 的益处仍缺乏令人信服的证据。益生菌联合益生元，即合生元，有可能在 IBD 的治疗中发挥更积极的作用。

2. 粪菌移植（fecal microbiota transplantation，FMT） He 等报道了第 1 例 FMT 使患有 CD 和 17 年癫痫病史的女孩肠道和神经系统症状获得缓解的病例。在随访 20 个月期间，FMT 在停用抗癫痫药物后证明了其预防癫痫复发的功效。此外，这一发现强调了 MGBA 的作用，并通过重塑肠道微生物群激发了一种新的治疗癫痫的方法。Jang 等从健康人体粪便中分离得到益生菌罗伊乳杆菌 NK33 和双歧杆菌 NK98 用于治疗合并焦虑 / 抑郁的结肠炎小鼠。NK33 和（或）NK98 治疗抑制小鼠结肠束缚应激（immobilization stress，IS）引起的结肠缩短、髓过氧化物酶活性增强、CD11b$^+$/CD11c$^+$ 细胞浸润、IL-6 表达、粪变形杆菌数量和脂多糖的过量生成，也显著抑制小鼠焦虑 / 抑郁的发生和发展。NK33 和 NK98 通过调节小鼠肠道免疫反应和菌群组成，协同缓解焦虑 / 抑郁和结肠炎的发生、发展。

目前，FMT 是临床 IBD 治疗研究的热点之一，其作用机制尚未完全了解，但修复紊乱的微生物群可能是治愈效应的根本。FMT 安全且易于执行，但长期效果仍有待进一步观察，FMT 可能很快成为治疗 IBD 的重要方法之一。

3. 其他 短肽 NAP（NAPVSIPQ = Asn-Ala-Pro-Val- Ser-Ile-Pro-Gln）是活性依赖性神经保护蛋白（activity-dependent neuroprotective protein，ADNP）

上的一段八肽，Heimesaat 等发现，急性结肠炎小鼠腹膜腔注射 NAP 相比安慰剂组结肠上皮细胞增殖 / 再生数量明显更高，NAP 诱发效应伴随着肠道微生物群组成的显著变化，结肠腔内负荷的双歧杆菌被认为是抗炎的、"促进健康"的共生物种，NAP 可缓解急性实验性结肠炎的肠道和肠外促炎性后遗症，并可为人类肠道炎性疾病提供新的治疗方案。Li 等研究了促肾上腺皮质激素释放激素受体 1（corticotropin-releasing hormone receptor 1，CRHR1）和 CRHR2 在母体分离（maternal separation，MS）诱导的肠道损伤和随后的修复中的作用，CRHR1 可通过促进肠道炎症、增加肠道通透性、改变肠道形态、调节肠道菌群来促进肠道损伤；相反，CRHR2 可激活肠道干细胞，这对于肠道修复很重要。因此，选择性阻断 CRHR1 和促进 CRHR2 活性可以预防新生儿期肠道损伤的发生、促进修复，这个时期肠道损伤（如坏死性小肠结肠炎）的风险增加。

MGBA 是一个新兴的特别领域，是有效治疗中枢神经系统疾病的一个潜在的新的治疗靶点，同时也是药物不良反应的一个潜在原因。尽管目前研究已经证明肠道微生物群能够影响认知和各种与压力有关的行为，包括那些与焦虑和抑郁有关的行为，但发病机制仍不明确。更深入地了解心理发展、社会和文化因素对 MGBA 的影响，将会把 MGBA 在人体内的作用置于系统的背景中，从整体观的角度研究 MGBA 的机制，而不是将其看作一个孤立的心理学或胃肠功能的问题。对 IBD 患者进行心理障碍筛查，并采取相应的干预措施，有可能提高 IBD 患者的生活质量，降低 IBD 复发率。这一领域的研究开启了治疗胃肠道和相关精神疾病方面的可能性。

第二节　基于心理干预视角的炎症性肠病诊疗

IBD 共患心理障碍在临床、诊疗、相互作用机制方面的研究较少，研究结论不一致，且缺乏更客观和标准化的心理测评工具。

一、炎症性肠病对患者心理因素的影响

IBD 好发于青壮年，以腹痛、腹胀、腹泻为主要症状，病程迁延，有终身复发倾向，严重影响了患者的心理状态和生活质量（quality of life，QoL），患者的临床状况从身体到社会和情感方面均严重恶化。研究发现，IBD 与抑郁、焦虑、疲劳和睡眠障碍有关（$P < 0.001$）；IBD 症状（腹痛、腹泻和腹胀）显著影响患者对社交角色的满意度和身体机能（$P < 0.001$）。此外，IBD 患者 QoL 的显著降低与患者活跃的肠外表现、吸烟、对病程迁延进展的高度恐惧及

对心理干预的高度需求有关。然而，多种药理学干预措施并未改善患者的生活质量。

在临床实践中，侧重于躯体因素的临床评估无法充分处理 IBD 患者 QoL 相关的重要方面。最重要的是，迄今为止，IBD 的肠外表现对患者 QoL 的消极影响远远被低估。此外，抗抑郁药物治疗 IBD 的有效性和安全性无明确结论，目前尚无关于用抗抑郁药物治疗 IBD 患者合并焦虑和抑郁的指南，也无明确数据说明抗抑郁药物在控制 IBD 生理症状中的作用。基于以上方向，研究者们开始考虑是否可以将心理干预的独特优势应用于 IBD 的诊疗中。

二、心理干预在炎症性肠病诊疗中的积极影响

（一）心理干预改善炎症性肠病患者的心理健康和 QoL

Lores 等对 335 例成年 IBD 患者进行心理筛查后发现，55%（n=183）的患者在焦虑、抑郁和（或）一般心理困扰方面得分很高，其中有近一半（n=91）的患者接受了心理干预。心理干预显著地改善了这些 IBD 患者的焦虑、抑郁、一般心理困扰、心理健康 QoL 满意度和整体 QoL 满意度状况（$P < 0.001$）。IBD 患者普遍存在心理健康问题，而心理干预可以显著提高 IBD 患者的心理健康水平、QoL 满意度和医学管理的依从性。相比 IBD 常规医疗管理，心理干预与 IBD 常规医疗管理相结合时所取得的治疗效果更好。

（二）心理干预降低炎症性肠病患者的医疗成本

有研究评估了 IBD 患者就诊前 12 个月内的心理健康状况，发现相比于心理健康受试者（28/152，18%），筛查前 12 个月内伴有心理健康问题风险的 IBD 受试者（51/182，28%）出现在急诊科的比例更高 [χ^2（1）=4.23，P=0.040]；患者抑郁和一般心理困扰（非焦虑）的严重程度与入院概率的增加有显著相关性（调整优势比分别为 1.07 和 1.05）。在接受过心理干预的 IBD 患者中，到急诊科就诊的例数，筛查（随访）后 12 个月较筛查前的 12 个月显著减少（P=0.047），节省了 20 816 美元的成本；通过综合心理干预模型的成本 - 效益分析发现，接受过心理干预的 IBD 患者，在 24 个月内节省了 58 647 美元成本。IBD 患者及其家庭在长期的就医诊疗过程中承受了巨大的社会心理负担和经济负担，因此，为存在心理健康问题的 IBD 患者提供综合性的心理干预是降低就医成本，尤其是减少急诊科就诊成本的有效途径之一。

（三）心理干预提升炎症性肠病并发症的控制效果

胃肠道腺癌（尤其是结直肠癌）是一种极具破坏性的 IBD 并发症。Young 等研究发现，IBD 患者的遵医嘱依从性低，当有升阶梯治疗指征时犹豫不决，存在心理 / 精神疾病共病等情况可能降低了 IBD 的控制效果和促进了胃肠道腺

癌的发展。因此，将心理干预纳入 IBD 诊疗有利于提升 IBD 并发症的控制效果，未来需要更多的研究进一步评估心理干预与 IBD 并发症控制效果的因果关系，揭示心理干预影响 IBD 并发症控制效果的内在机制。

（四）炎症性肠病相关残疾程度与患者心理因素的关系

Costa 等评估了由门诊接待的 143 例 IBD 患者的 IBD 相关残疾程度，并分析了 IBD 患者的乐观状态与残疾程度之间的关系。该研究通过葡萄牙语版本炎症性肠病残疾指数（IBD-disability index，IBD-DI）评估发现，143 例 IBD 患者残疾程度的平均分为（22 ± 17）分（$0 \sim 20$ 分：无残疾；$20 \sim 35$ 分：轻度残疾；$35 \sim 50$ 分：中度残疾；$50 \sim 100$ 分：严重残疾），CD 与 UC 的残疾程度差异无统计学意义（$P=0.944$）。通过单变量分析发现，IBD-DI 的较高得分与女性（$P=0.001$）、较低的文化程度（$P=0.018$）、无工作天数（$P=0.020$）、风湿病表现（$P=0.005$）、合并症的数量（$P=0.002$）、使用精神药品（$P=0.043$）和生活定向测验修订版（Revised Life Orientation Test，PT-LOT-R）得分（$P < 0.001$）相关。通过线性回归分析发现，较高的 IBD-DI 得分仅与女性（$P=0.001$）、合并症的数量（$P=0.034$）和较低的 PT-LOT-R 得分（$P < 0.001$）相关；与乐观程度呈负相关（$\rho= -0.345$，$P < 0.001$）。由此可见，在门诊治疗的 IBD 患者相关残疾程度较低，合并症和心理因素（乐观）是 IBD 相关残疾增加的主要预测因素。

（五）儿童炎症性肠病患者和家属的心理因素对 IBD 治疗效果的影响

儿童 IBD 患者的一般心理困扰和疼痛程度与健康相关生活质量（health-related quality of life，HRQoL）水平显著相关；对 HRQoL 影响最大的是儿童 IBD 患者的剧烈疼痛程度（Spearman 相关系数 $\rho=0.73$），其次是一般心理困扰（$\rho=0.67$）和 UC 的严重程度（$\rho=0.67$）。Mackner 等建议每年对 12 岁以上的青少年 IBD 患者进行抑郁症筛查。常规心理筛查有利于早期识别儿童或青少年 IBD 患者的情绪和行为需求，为儿童 IBD 患者家属提供适当的干预方案。儿童 IBD 患者在 HRQoL 领域的表现与其父母的表现一致性较高。父母较高的焦虑程度与儿童 IBD 患者的 HRQoL 呈显著负相关，并且父母的焦虑程度越高，儿童 IBD 患者的疾病发作频率和严重程度越高；父母的焦虑程度一致性较高，其中母亲比父亲更易感受到担忧和焦虑。

由此可见，疾病活动只占儿童 IBD 患者 HRQoL 变化的一小部分，心理因素可以发挥重要作用。在儿童 IBD 患者的治疗中，临床医师应重视患者和家属心理因素对 IBD 治疗效果的影响，也需要评估患儿父母的心理痛苦程度，对其采取必要的心理干预措施。选择更适合 IBD 患者的心理干预措施非常有必要。综合以上研究，我们建议对于患有 IBD 的儿童和青少年进行常规的心理和社会筛查，可以在早期识别 IBD 患儿和青少年的情感和行为需求，同时建议让家庭接受适当的、基于证据的心理干预措施。

三、炎症性肠病治疗中的心理干预措施

（一）认知行为疗法

认知行为疗法（cognitive behavioral therapy，CBT）是一大类包括了认知治疗和行为治疗的心理治疗方法。因其循证基础、结构清晰、短程高效等特点，已成为最广泛使用的心理治疗方法。van den Brink 等将 10 ~ 25 岁伴有亚临床焦虑和（或）抑郁的 IBD 患者分为 CBT+ 常规护理组（care us usual，CAU）与常规护理组，两组的首次复发时间差异无统计学意义（$n=65$，$P=0.915$）；随着时间的推移，两组的临床疾病活动度、粪便钙卫蛋白和 C 反应蛋白（C-reactive protein，CRP）水平均无显著变化。对 35 例 10 ~ 18 岁 IBD 患者进行探索性分析发现：对于粪便钙卫蛋白，时间与治疗之间的交互作用显著（$\beta= -0.11$，95% CI：$-0.195 \sim -0.031$，$P=0.008$）；随着时间的推移，粪便钙卫蛋白在 CAU 组中显著增加（$\beta=0.085$，95% CI：$0.028 \sim 0.143$，$P=0.004$），而 CBT+CAU 组无上述改变（$\beta= -0.028$，95% CI：$-0.087 \sim 0.031$，$P=0.35$）；对原始量表的反向转换显示，CAU 组每月粪便钙卫蛋白增加 9%。CRP 在 CAU 组显著增加（$\beta=0.069$，95% CI：$0.011 \sim 0.13$，$P=0.022$），而 CBT+CAU 组无上述改变（$\beta= -0.012$，95% CI：$-0.070 \sim 0.046$，$P=0.68$）；对原始量表的反向转换显示，CAU 组 CRP 每月增长 7%；时间与治疗之间的交互作用边缘性显著（$\beta= -0.081$，95% CI：$-0.164 \sim 0.001$，$P =0.054$）。CRP 和粪便钙卫蛋白的检测结果在 CD 与 UC 患者之间差异均无统计学意义。虽然对于伴有亚临床焦虑和（或）抑郁的年轻 IBD 患者，CBT 不会影响其复发时间；然而，探索性分析结果提示 CBT 对儿童炎症标志物的有益作用。对儿童 IBD 患者及其父母进行简短的 CBT 干预可改善患者的功能和 QoL，降低某些患儿的疾病活动度。结果表明，CBT 可显著减少 IBD 患者的中 - 重度焦虑症状（$P < 0.001$）、情绪低落（$P < 0.001$）和疾病活动（$P < 0.01$），显著提高其生活质量（$P < 0.001$）。由此可见，CBT 可能对有中 - 重度情绪障碍的 IBD 患者有益，CBT 可以通过靶向干预 IBD 患者的痛苦情绪而改善 IBD 症状。

（二）正念干预

正念干预（mindfulness intervention）被誉为"行为与认知疗法的第三次浪潮"，在降低压力水平和改善生活质量方面已显示出一定的效果。González-Moret 等评估了正念干预（$n=37$）与标准药物治疗（$n=20$）对 CD 或 UC 患者的疗效。组间分析显示，与标准药物治疗组相比，在 6 个月的随访中正念干预组的粪

便钙卫蛋白和 CRP 水平显著下降 [粪便钙卫蛋白：-367，95% CI：-705 ～ -29，$P=0.03$；CRP：-2.82，95% CI：-5.70 ～ 0.08，$P=0.05$]，产生中到大尺度效应（粪便钙卫蛋白：$\eta p^2=0.085$；CRP：$\eta p^2=0.066$）。因此，正念疗法作为标准临床实践的一部分，可以有效地降低 IBD 患者炎症生物标志物的水平。

（三）接纳与承诺疗法

接纳与承诺疗法（acceptance and commitment therapy，ACT）是一种心理干预，包括接受和正念程序，以及承诺和行为改变策略，以增加心理灵活性和减轻压力。Rudnik 等研究了接受生物治疗的 IBD 患者认知灵活性、应对压力的灵活性与 QoL 及生活满意度的关系，结果并不能证明疾病诊断（UC 或 CD）在心理资源水平上存在差异。然而，年龄较大的受访者在认知灵活性方面得分较低；认知灵活性和应对压力的灵活性与 QoL 和生活满意度的不同维度呈正相关。因此，认知灵活性和应对压力的灵活性与 HRQoL 有一定的关系，这些因素可以被认为是一种帮助应对包括 IBD 在内的慢性疾病所带来的挑战的资源，采用针对性的治疗方法提高其水平具有重要意义。Wynne 等研究了 ACT 对 IBD 患者压力水平的影响，ACT 组的压力水平从基线到 8 周和 20 周分别减少了 39% 和 45%，而对照组分别减少了 8% 和 11%（组别与时间相互作用，$P=0.001$）；与对照组相比，ACT 组的整体 HRQoL 得到显著改善（$P=0.009$）。在 122 例参与者中，分别有 82 例、97 例和 92 例受试者的头发睾酮、黄体酮和皮质醇浓度数据纳入基线分析，男性头发睾酮基线水平比女性高 247%，女性头发黄体酮基线浓度比男性高 54%，男性和女性的皮质醇基线水平相似（$P=0.618$）；头发黄体酮基线浓度与女性年龄呈负相关（Spearman 秩相关系数 rs= - 0.339；$P=0.008$），睾酮水平在老年男性中略有下降（rs= - 0.311，$P=0.069$）。头发皮质醇基线水平与压力（$P=0.050$）和焦虑（$P=0.046$）呈正相关，而与抑郁（$P=0.221$）的相关性不显著；在基线检查时和在 20 周时，51 例参与者的头发皮质醇浓度数据均可用，在研究过程中，皮质醇水平的变化不存在治疗组别与时间的交互作用。在 IBD 患者的随机对照试验中，为期 8 周的 ACT 疗法改善了压力和其他心理健康指标。

在对 ACT 治疗模式及其在临床实践中的应用进行了全面的回顾后，我们可以总结出，ACT 属于行为和认知疗法家族，其主要目的是鼓励个人采纳积极的人生价值观，接受不利的经历，这些均是生活中不可避免的结果，包括思想、情感和感觉。尽管 ACT 和 CBT 在某些方面有重叠，ACT 强调行动并不试图消除或改变消极的想法或感觉，而是鼓励个人接受这些想法或感觉的存在，同时培养一种向个人所认同和采纳的价值观迈进的承诺。ACT 使用一系列的训练练习来帮助个人变得开放、有意识和积极，并最终发展心理学家所说的心理灵活性。这可以被定义为作为一个有意识的人更全面地接纳此时此刻的能力，改变或坚持做有助于实现有价值的目标的能力。ACT 已被证明可减少包括 IBD 在内的几种慢性疾病人群的心理功能障碍，并已在西方和东方文化中得到有效应用。

（四）基于叙事治疗的健康教育

IBD 症状（包括疼痛、疲劳和腹泻）及潜在的终身医疗和手术风险会给 IBD 患者带来巨大的压力，并影响 IBD 患者的自尊。研究发现，UC 和 CD 患者在自尊、自我效能、总疲劳、焦虑和抑郁方面的平均得分相似；男性、在职、较高的自我效能感与高自尊相关，而焦虑和抑郁与低自尊相关；进一步多元回归分析发现，疾病活动程度和疲劳程度与自尊水平均无关。该研究结果提示，以患者为中心的干预措施可提高 IBD 患者的自尊水平，减少焦虑和抑郁情绪，是优化 IBD 医疗管理的重要手段。Zhang 等将炎症性肠病关节炎（inflammatory bowel disease arthritis，IBDA）患者随机分为四组，常规健康教育和治疗组（组1）、基于叙事治疗的健康教育组（组2）、在线患者互助小组（组3）和基于叙事治疗的健康教育＋在线患者互助小组的联合干预组（组4），组2 及组3 患者在干预后 1 个月同基线相比，抑郁、睡眠、关节痛、肠易激综合征（irritable bowel syndrome，IBS）症状均得到了改善，组4 患者预后更好。四组 IBDA 患者的 IL-6、IL-17、IL-23 水平均下降；组4 患者的 IL-6、IL-17、IL-23 水平明显低于组1、组2 和组3；而 IL-35 在四组间差异无统计学意义。因此，以叙事医学为基础的健康教育结合在线患者互助小组有利于 IBDA 患者的身心健康，该模型需要在临床实践中进一步深化和推广。

（五）心理教育课

疲劳是一种常见的由 IBD 引发的虚弱症状。O'Connor 等通过随机对照试验，探索了结构化心理教育课对 IBD 患者的疲劳、情绪和 QoL 指数的影响。研究发现，干预组经过 6 个月的心理教育课，患者平均疲劳严重程度评分（基线测 14.5 分，干预后测 13.1 分）和平均疲劳影响评分（基线测 49.7 分，干预后测 45.8 分）得到了改善，对照组则变差（平均疲劳严重程度评分：基线测 11.5 分，干预后测 12.6 分；平均疲劳影响评分：基线测 33.5 分，干预后测 35 分）；在干预组中，由于身体健康而导致的角色限制的 SF-36 生活质量评估量表平均分数从 44.4 分下降到 38.9 分，对照组从 44.2 分上升到 51.9 分；干预组的能量得分从 17.8 分提高到 26.6 分，对照组仅从 31.4 分提高到 31.7 分；两组简短 IBD 问卷得分均有改善降低，对照组从 46.2 分降低到 45.2 分，干预组从 44.4 分降低到 40 分。在这个小型的随机对照试验中，6 个月的结构化心理教育课对 IBD 患者的疲劳程度、能量水平和 QoL 的其他结果产生了积极影响。

Haapamki 等研究了适应性训练课程对 142 例 IBD 患者的 HRQoL、心理健康、抑郁和病假天数的影响。与基线相比，5～12 天的适应性训练课程结束时，IBD 患者的贝克抑郁量表（Beck's depression inventory，BDI）得分和十五维多属性效用量表［generic 15-dimensional（15D）tool］中心理健康维度的得分明显改善（BDI:11.8 分 vs 8.5 分，$P < 0.001$；15D:0.82 分 vs 0.84 分，$P < 0.001$），在 12 个月的随访期间维持阳性结果；其中，接受同伴支持的患者比例从 32% 上升至 70%，获得同伴支持的患者的 HRQoL 更高（P=0.01）。因此，适应性训练课程可对 IBD 患者的心理健康产生积极影响，同伴支持是一个重要的积极因素。

（六）电子健康技术

目前，电子健康技术（eHealth）越来越多地被应用于胃肠道疾病的治疗中。Rohde 等对 8 个国家的 19 项研究（累计样本量为 n=3193）进行元分析发现，eHealth 干预显著改善了胃肠道疾病患者的 QoL（d=0.25，P=0.008）、心理困扰（d=0.24，P=0.017）、药物依从性（d=0.17，P=0.014）和对疾病相关的知识的掌握（d=0.19，P=0.002），显著减少了患者去诊所 / 医院的次数（d=0.78，P=0.005）。因此，eHealth 干预可改善胃肠道疾病患者的预后恢复状况，未来可考虑通过智能手机和平板电脑平台实施 eHealth 干预，使得胃肠道疾病患者获得便捷有效的技术支持。

此外，决策支持工具大大提高了医疗服务的质量。在使用决策支持工具后，UC 患者的心理健康管理（30% vs 100%，$P < 0.001$）、预防性护理（16% vs 100%，$P < 0.001$）和与疾病活动管理相关的过程指标（50% vs 100%，$P < 0.001$）均有所改善。决策支持工具可通过标准化的护理方法将遗漏错误降至最低。

（七）体育活动

运动调节情绪，体育活动可以用作 IBD 患者的支持疗法。Eckert 等在审查了 353 份记录后，确定了 13 项研究：5 项有氧运动研究、3 项阻力运动研究、3 项身心疗法研究和 2 项瑜伽研究。研究的质量参差不齐，运动干预的持续时间也很短，只有少数研究评估了经验证的 IBD 活性标志物或炎症性生物标志物；尽管如此，这些 IBD 患者的身体素质、骨密度（bone mineral density，BMD）、QoL 在体育活动干预后都有所提高，IBD 引起的压力和焦虑也有所减少，无严重不良影响。尽管证据有限，但可以认为体育活动干预有益于 IBD 患者的整体健康，改善 IBD 特定的身体和心理症状。

有研究发现，儿童 IBD 患者体育活动减少和久坐时间的增加，进一步降低了他们的身体素质，加重了健康障碍的症状。对青少年 IBD 患者进行现场和视频相结合的瑜伽指导是一种可行且可接受的辅助干预措施。参与者报告瑜伽辅助治疗减轻了压力，改善了情绪，提高了对 IBD 身体症状的识别和管理能力。

（八）社会支持和自我管理

社会支持和经济地位与 IBD 患者的幸福感相关，应被纳入到 IBD 医疗管理之中。Kamp 等对成年 IBD 患者的社会支持、心理症状和自我管理行为之间的关系进行了系统综述，研究结果表明，社会支持与心理症状之间呈负相关；只有当社会支持缓解了高压力时，研究结果才被证实；较低的年龄与较低的自我管理行为相关。社会支持可作为改善成年 IBD 患者心理症状的调节因素，40 岁以下的年轻人可从自我管理干预中受益；儿童和青少年 IBD 患者很难自我管理，仅发现了少数患者从支持自我管理的干预措施中获益，其中大多数未得到足够的支持。

（九）其他

1. 健康所有权的功能掌握（functional mastery of health ownership，FMHO）模型　Donnelley 使用 FMHO 模型探讨了 IBD 患者影响健康的基础因素和人格特征预测因子之间的关系，发现该模型的某些部分很重要，占 44% 的方差（$P < 0.001$；R^2=0.44，校正后 R^2=0.41）；掌握力与 IBD 自我效能感、掌握感知觉与当前健康状况之间有显著相关性；女性的掌握分数高于男性。这些发现支持使用改良的 FMHO 模型来预测需求，从而能够实现 IBD 患者的个性化健康管理。

2. 儿童和青少年 IBD 患者 INTERMED 的儿科版本（pediatric version of the INTERMED for children and adolescents with IBD，pIBD-INTERMED）　成人 INTERMED 用于确定病例的复杂性和社会心理需求，Cohen 等开发验证了 pIBD-INTERMED，并评估了其在预测医疗保健利用率方面的效用。pIBD-INTERMED "心理健康 / 认知威胁"项目的 2 ～ 3 级与较高概率的行为和社会问题、抑郁和焦虑相关；pIBD-INTERMED 复杂性指数显著增加了对医疗保健利用率的预测，超出了疾病严重程度的范围。pIBD-INTERMED 是一种可靠且有效的工具，可用于识别 IBD 患儿的社会心理风险和需求，可用于指导个性化护理的计划并增强儿科 IBD 的跨学科护理。

3. IBD 痛苦量表（IBD distress scale，IBD-DS）　Dibley 等制定了 IBD-DS 进行验证，旨在开发一种用于评估 IBD 特定困扰的问卷，证明焦虑、抑郁和困扰之间的差异。最终的 IBD-DS 表现良好，并提供了一种评估 IBD 特异性疾病的工具。

IBD 属于"亚历山大七大经典心身疾病"之一。其发病既有生物学的躯体因素，又有心理－社会因素参与。本文从几个心理干预方法（如认知、承诺、正念、叙事等）对 IBD 的影响进行回顾分析，说明 IBD 的心身同治原则中心理干预对躯体疾病辅助治疗的重要作用。结论显示，心理症状在 IBD 疾病活动、社会支持和 HRQoL 之间起中介作用。心理干预的主要目的是增加 IBD 患者对药物治疗的依从性，促进心理功能，改善幸福感并增强适应性应对策略。多学科随访及心理、社会、营养和教育支持应被视为维持或改善 IBD 患者 QoL 的重要决定因素。心身疾病发病机制研究虽有很大进展但仍处于假说阶段，未来可以从心理压力通过微生物 – 肠道 – 大脑轴（MGBA）和下丘脑 – 垂体 – 肾上腺轴（HPA 轴）影响患者消化系统的角度进一步开展 IBD 发病和心理干预机制的研究。

第十章　机会性感染

机会性感染（opportunistic infection）是指对健康人体致病能力有限或无致病能力的微生物，当疾病（如 IBD）或治疗因素诱发机体免疫功能低下时，则可致病而引发感染。IBD 可以导致严重的腹泻，使患者营养状况下降。此外，在 IBD 的治疗过程中应用的糖皮质激素、免疫抑制剂和生物制剂可严重影响患者的免疫力，因此 IBD 患者是机会性感染的高风险人群。以下将就机会性感染的常见病原体进行讲述。

第一节　病　毒

一、巨细胞病毒

巨细胞病毒（cytomegalovirus，CMV）是一种双链 DNA 病毒，属于疱疹病毒科 β 疱疹亚科病毒。CMV 的病毒体由直径为 100nm 的二十面体核蛋白壳组成，核蛋白壳含有 230kbp 的双链线性 DNA 基因组。成熟病毒颗粒直径为 150～200nm。

（一）临床表现

IBD 患者感染 CMV 的临床表现无明显特异性，在病程及治疗过程中如果出现以下情况应考虑感染了 CMV。

（1）高热、呼吸困难、淋巴结肿大、脾大。

（2）激素治疗无反应。

（3）应用免疫抑制剂后症状改善，之后症状加重或者恶化。

（二）内镜下表现

CMV 感染后的结肠内镜下特征变异较大，目前尚无公认的内镜下黏膜特异性改变。2017 年《中国炎症性肠病合并机会性感染专家共识意见》指出：广泛黏膜脱失，深凿样溃疡，纵行溃疡，不规则溃疡，鹅卵石样改变等均可能是 CMV 结肠炎内镜的特征改变。

（三）诊断标准

目前认为结肠炎合并 CMV 感染的诊断金标准是结肠黏膜 HE 染色阳性伴免疫组织化学染色阳性和（或）结肠黏膜组织巨细胞 DNA qPCR 阳性。

（四）治疗方案

目前认为炎症性肠病合并 CMV 感染的患者需要进行抗病毒治疗，一般疗程为 3～6 周，治疗的主要药物是更昔洛韦和膦甲酸钠。其中，更昔洛韦用法为 5mg/kg（2 次 / 天）静脉滴注，疗程一般不少于 3 周。膦甲酸钠的疗效与更昔洛韦相当，用法为 180mg/（kg·d）静脉滴注，分 2～3 次给药，疗程一般不少于 3 周。

二、EB 病毒

EB 病毒（Epstein-Barr virus， EBV）基因组由双链 DNA 组成，是一种嗜人类淋巴细胞病毒的疱疹病毒，主要感染人类口咽部的上皮细胞和 B 淋巴细胞。IBD 合并 EB 病毒感染包括慢性活动性 EB 病毒感染、原发性 EB 病毒感染，当 T 细胞免疫监视功能受损时，EB 病毒潜伏感染基因的表达增强，从而促进病毒感染的 B 细胞的增殖，进而激活潜伏的 EB 病毒致病称为慢性活动性 EB 病毒感染。原发性 EB 病毒感染是指首次感染巨细胞病毒。研究表明，IBD 合并 EB 病毒感染率为 33.3%，是正常人患病率的 7.5 倍。男性、体重指数低、吸烟、病程长、使用免疫抑制剂、疾病活动期等都认为是感染病毒的危险因素。

（一）临床表现

感染 EB 病毒后潜伏期 5～15 天，约 50% 的患者有前驱症状，如全身不适、头痛、畏寒、鼻塞、恶心、呕吐、食欲缺乏、稀便等；IBD 患者合并 EB 病毒感染主要表现为在腹痛、黏液血便、腹泻等症状的基础上出现发热、乏力、淋巴结肿大、脾大、肝大、肝功能异常、血小板减少、贫血、皮疹等。使用免疫抑制剂的 IBD 患者更容易出现 EB 病毒感染的风险。

（二）内镜下表现

EB 病毒感染内镜下主要表现为弥漫的黏膜浅层、不规则的小溃疡，主要累及结肠和小肠，组织学表现为硬膜内炎症伴淋巴浸润、裂隙状溃疡和上皮内淋巴细胞增多。

（三）诊断标准

目前，EB 病毒感染检测方法包括原位杂交、PCR 和免疫组织化学技术。原位杂交检测 EB 病毒编码的小 RNA 具有高度灵敏性和特异性，组织定位明确，是检测 EB 病毒感染的金标准。

（四）治疗方案

治疗上一般是减量或停用免疫抑制剂。此外，多数淋巴增殖性疾病在停用免疫抑制剂或减量后可缓解。

三、病毒性肝炎

（一）乙型病毒性肝炎

抗 HBs 是乙肝病毒或者乙肝疫苗刺激人体产生的抗体，它可以和 HBsAg 特异结合，帮助清除病毒，属于一种保护性的抗体，是判断体内是否产生乙肝病毒保护性抗体的标志。HBeAg 来自乙肝病毒核心，它的存在说明乙肝病毒在体内复制活跃，传染性强。抗 HBe 是由 HBeAg 刺激产生的特异性抗体，可以和 HBeAg 特异性结合。抗 HBe 是医生判断乙肝病毒是否受抑制的标志。抗 HBc 是机体感染乙肝病毒后在血液中最早出现的特异性抗体，是判断急性乙型肝炎的重要指标。

1. "大三阳"和"小三阳"

（1）"大三阳"：一般指 HBsAg、HBeAg、HBcAb 这三个指标阳性。代表患者可能是慢性乙肝病毒携带者，而且体内乙肝病毒复制较活跃，传染性较强。

（2）"小三阳"：一般指 HBsAg、HBeAb、HBcAb 这三个指标阳性，说明患者可能是非活动性乙肝病毒携带者或 HBeAg 阴性慢性乙型肝炎。

2. 临床表现　除了转氨酶水平升高和肝炎的临床体征外，患者还可能出现严重的并发症，如肝衰竭、肝硬化或肝细胞癌。

3. 内镜下表现　内镜下可见弥漫性红斑和水肿的黏膜位于整个结肠。褶皱增厚的区域也很明显。活检样本可显示固有层弥漫性淋巴浸润，隐窝相对较少。

4. 诊断标准　一旦确诊 IBD，就要筛查 HBsAg、抗 HBs、抗 HBc，并对 HBsAg 阳性、抗 HBc 阳性者进一步筛查 HBeAg、抗 HBe 和 HBV DNA。

5. 治疗方案　对于需要免疫抑制剂治疗的 HBsAg 阳性的 IBD 患者，不论 HBV DNA 水平，均需要预防性使用核苷酸类药物抗病毒治疗，而且抗病毒治疗应该在糖皮质激素和免疫抑制剂治疗前 1～2 周开始，持续至免疫抑制剂治疗结束后至少 12 个月。

（二）丙型病毒性肝炎

丙型病毒性肝炎（hepatitis C virus，HCV）是一种嗜肝病毒，属于黄病毒科肝炎病毒属，其基因组为单股正链 RNA，由约 9.6×10^3 个核苷酸组成。2020 年我国估计 HCV 感染者 948.7 万人，男女之间无明显差异。

1.HCV 主要传播途径

（1）经破损的皮肤和黏膜传播。

（2）母婴传播。

（3）经性接触传播。

（4）接受 HCV 阳性的器官移植。拥抱、打喷嚏、咳嗽、食物、饮水共用餐具和水杯、无皮肤破损及其他血液暴露的接触一般不传播 HCV。

2. 诊断标准　进行抗 HCV 检测（化学发光免疫分析或酶联免疫吸附试验）来对 HCV 感染者进行筛查。对于抗 HCV 阳性者，则进一步检测 HCV RNA，以确定是否为现症感染。

3. 治疗方案　研究发现，IBD 患者 HCV 感染率与普通人群比较差异无统计学差异。指南提出：HCV 不是免疫抑制治疗的绝对禁忌证，但可能增加 HCV 再次活动的风险。推荐直接使用抗病毒药物聚乙二醇 α 干扰物联合利巴韦林进行抗 HCV 治疗。

第二节　细　菌

难辨梭状芽孢杆菌（*Clostridium difficile*，*C. diff*）是临床常见的肠道菌群，研究发现难辨梭状芽孢杆菌能够附着于肠黏膜上皮细胞，并对其造成破坏，引发 IBD。

难辨梭状芽孢杆菌是一种革兰氏阳性专性厌氧杆菌，广泛分布于自然界中。难辨梭状芽孢杆菌是新生儿肠道的正常菌群，但是一般不存在成年人肠道中。当长期使用广谱抗生素及免疫抑制剂时，肠道菌群失调，定植在人肠道中的或者经口摄入的难辨梭状芽孢杆菌会过度繁殖并释放大量毒素，可引起腹泻、假膜性肠炎、严重的脓毒血症等。

一、临床表现

IBD 合并难辨梭状芽孢杆菌感染的临床表现从无症状携带者到轻或中度感染，严重者可表现为暴发性结肠炎甚至是中毒性巨结肠、败血症或者死亡。难辨梭状芽孢杆菌活动性感染主要表现为腹泻、发热、恶心、发热等。此外，还可出现非典型的临床表现：黏液血便。

二、内镜下表现

在内镜下可表现为假膜性肠炎，往往会伴随发热，但是对患者的预后没有明显影响（图 10-1）。

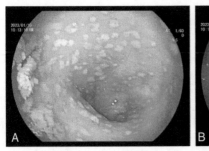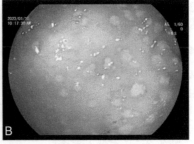

图 10-1　难辨梭状芽孢杆菌感染后的假膜性肠炎

A. 直肠（假膜呈斑点状分布）；B. 乙状结肠（假膜呈斑点状分布）

三、诊断标准

目前常用于诊断难辨梭状芽孢杆菌的实验室方法有毒素 A/B 的检测和谷氨酸脱氢酶酶联免疫分析、编码毒素的基因 PCR 检测、细胞毒性实验、粪便选择性厌氧培养等。

四、治疗方法

甲硝唑是难辨梭状芽孢杆菌感染的首选治疗，包括复发性感染。万古霉素可用于治疗复发型难辨梭状芽孢杆菌感染或甲硝唑治疗无效的难辨梭状芽孢杆菌感染。对于 IBD 合并难辨梭状芽孢杆菌感染的患者是否继续使用免疫抑制剂，则需要权衡免疫抑制剂治疗效果和难辨梭状芽孢杆菌感染导致不良后果的利弊。

第三节　真菌和寄生虫

一、真菌

真菌是一类具有真核的、产孢的、无叶绿体的真核生物，包括霉菌、酵母、蕈菌，以及其他人类所熟知的菌菇类。真菌是人类胃肠道的常驻菌，对肠道稳态起重要作用。

（一）临床表现

IBD 患者合并真菌感染的临床表现无特异性，诊断依赖于临床线索、真菌学及影像学检查等根据感染部位不同可能出现不同的临床表现。真菌性肺炎表现为咳嗽、呼吸困难、胸痛、发热、低氧血症等，这些表现与其他原因的肺部感染表现并无明显差异。肠道内合并真菌感染，可表现为腹痛、腹泻加重、黏液血便等，易被误认为是 IBD 疾病活动或病情加重。

（二）诊断标准

一旦高度怀疑真菌感染，应尽早诊断并给予必要的治疗。按照标准诊断程序，确立真菌感染必须通过特殊染色证实组织病理学中存在真菌成分，或临床无菌操作获得的标本中分离出致病真菌。

（三）治疗方案

根据感染的部位和严重程度，真菌感染的治疗策略有所不同。局灶性真菌感染通常使用局部抗真菌药物，而播散性真菌感染通常需要系统性使用抗真菌药物，有时还需要进行外科清创术、免疫疗法等。

二、寄生虫

寄生虫是一种具有致病性的低等真核生物，可作为病原体，也可作为媒介传播疾病，是指在宿主或寄主体内或附着于体外以获取维持其生存、发育或者繁殖所需的营养或者庇护的一切生物。

（一）临床表现

IBD 合并寄生虫感染的研究相对较少。目前尚无明确证据支持常规寄生虫筛查，但如果患者有疫区久居史或旅居史，可酌情考虑。

（二）卫生学假说

IBD 的流行病学研究显示，无论是 UC 还是 CD 的发病均与寄生虫感染呈负相关。寄生虫尤其是蠕虫感染后宿主胃肠道主要出现 Th2 型免疫应答反应。机体的免疫活性细胞活化并表达细胞因子破毁和驱除寄生虫。肠道病变修复后的宿主具有抵御 IBD 发病和病变复发的能力。人工感染蠕虫的研究显示 IBD 患者肠道病变程度显著减轻。

第四节　结核分枝杆菌

结核分枝杆菌（*Mycobacterium tuberculosis*）是一种革兰氏阳性杆菌，是引起结核病的病原菌。结核分枝杆菌具有很强的耐酸能力，可以在酸性环境下存活，这也是它在人类和动物体内繁殖和生存的重要条件之一。

一、临床表现

1. **腹痛** 持续性或阵发性，通常在肠炎症状恶化时出现或加重。

2. **腹泻** 腹泻通常是水样，伴随着排便频繁和排便量增多。在结核性肠病的晚期，患者可能出现血便。

3. **发热** 低热，温度在 37.5℃以下。

4. **腹部包块** 在炎症性肠病患者感染结核菌的早期阶段，患者可能会出现腹部包块。通常是由肠壁增厚、肠道周围淋巴结增大或腹膜炎等因素引起的。

5. **肠梗阻** 炎症性肠病患者感染结核菌后，可能会出现肠梗阻的症状。是由肠道狭窄、肠道黏膜增生或肠道结核病变引起的。

6. **肠道穿孔** 在结核性肠病的晚期，患者可能会出现肠道穿孔的症状。这种穿孔通常是由肠道壁破裂或溃疡形成引起的，症状表现为剧烈的腹痛和腹膜炎。需要注意的是，炎症性肠病患者感染结核菌后，临床表现可能与炎症性肠病的症状相似，因此需要结合临床症状、内镜表现、影像学检查、实验室检查和组织病理学检查等多种因素进行综合，以确诊是否为结核性肠病。

二、内镜下表现

炎症性肠病患者机会性感染结核菌的内镜下表现可能有肠道溃疡、出血、黏膜充血等。这些表现与其他肠道感染或炎症性肠病本身的表现难以区分，因此需要结合其他检查和临床资料进行鉴别。

三、诊断标准

炎症性肠病患者机会性感染结核菌的诊断标准并没有明确的定义，需要结合临床、实验室检查、影像学检查、内镜和组织病理学表现进行综合分析。内镜下发现干酪样坏死性肉芽肿是肠结核诊断的重要依据，但也不是特异性的。如果有可能，应尽量进行结核菌培养或结核抗酸染色以提高诊断的敏感性和特异性。

四、治疗方案

一旦诊断活动性结核，应立即开始规范抗结核治疗，并停用抗 TNF 制剂和免疫抑制剂（如嘌呤类、甲氨蝶呤），鉴于 IBD 合并活动性结核患者多属于免疫抑制宿主合并结核机会性感染，推荐给予 2HRZE/10HRE 共 12 个月的抗结核治疗方案。如果 IBD 疾病治疗需要，可在规范抗结核治疗 2 ~ 3 个月，且患者结核相关指标改善后恢复使用生物制剂。

第十一章　炎症性肠病的妊娠期管理

IBD 患者长期应用糖皮质激素、免疫抑制剂等药物，反复腹泻、便血易造成患者焦虑，对于有生育需求的患者来说能否顺利妊娠、胎儿发育是否受到药物影响等问题尤为重要。IBD 本身不是妊娠的禁忌证，非活动期妇女不会因此减少妊娠概率，但 IBD 患者在妊娠期或分娩期可能出现疾病活动或加剧，使得治疗变得棘手。

第一节　妊娠期炎症性肠病的内科治疗

一、5- 氨基水杨酸

计划妊娠的 IBD 患者如果目前服用的是含有邻苯二甲酸二丁酯（dibutylph-thalate，DBP）的 5- 氨基水杨酸（5 -aminosalicylic acid，5-ASA），建议更换为不含 DBP 的 5 -ASA 药物。有动物实验显示，DBP 和邻苯二甲酸二（2 - 乙基己基）酯能抑制子宫发育，影响神经发育及生长发育。含 DBP 的 5 -ASA 制剂理论上存在致畸可能，所以建议受孕前尽量使用不含 DBP 的 5 -ASA。但是需要我们关注的是更换不同药物后应预留充分的观察时间。

二、柳氮磺吡啶

柳氮磺吡啶可以通过胎盘，通过血清蛋白置换胆红素，导致黄疸，但目前研究发现服用 SASP 的孕妇新生儿黄疸的发生率并未增多，但 SASP 可通过乳汁分泌，因此在新生儿喂养期间应注意其安全性，且 SASP 可抑制小肠对于叶酸的吸收，因此治疗期间应注意补充叶酸，推荐备孕和妊娠期女性患者补充叶酸（2mg/d）。

男性 IBD 患者备孕期间应避免使用 SASP。可继续使用 5 -ASA、抗肿瘤坏死因子 α（TNF-α）、硫唑嘌呤等治疗。SASP 可引起男性精子活力和计数的下降，该不良反应不能通过补充叶酸得以纠正，但停药后可逆。

三、激素

妊娠期糖皮质激素经常用于诱导疾病缓解，但长期应用可导致糖耐量异常、高血压、骨质疏松等，也有研究认为糖皮质激素可能会引起胎儿肾上腺抑制。

一般而言，无论产后还是妊娠期应用糖皮质激素都是安全的。CD 孕妇若需要糖皮质激素治疗，胎儿并发症发生率较无须糖皮质激素治疗者为高，但究其原因可能与疾病的活动性关系更密切，而不是糖皮质激素的副作用。重症 IBD 对胎儿的威胁往往高于药物所致的胎儿畸形。因此，妊娠时如果 IBD 处于中至重度疾病活动期时仍可考虑糖皮质激素治疗。

有报道糖皮质激素与先兆流产、低体重儿及胎儿唇裂有关，但低于 30mg/d 剂量较少出现以上并发症。其中氢化可的松可以通过胎盘，但很快可转变成活性较小的可的松，因此，孕妇应用该药极少产生不良反应。泼尼松和泼尼松龙很难通过胎盘，很少发生垂体 – 肾上腺轴的抑制，且很少通过乳汁分泌，患者哺乳期服用糖皮质激素也是相对安全的。

但有人发现，妊娠期服用糖皮质激素 10mg/d，出生低体重儿的比例高于对照组，但当病情需要短程大剂量使用糖皮质激素时，应权衡药物潜在的危害与重症 CD 或手术可能带来的影响后再做决定。

四、免疫抑制剂

1. 甲氨蝶呤　甲氨蝶呤易致畸的作用是比较明确的。FDA 将甲氨蝶呤的安全级别定为 X 级，因此甲氨蝶呤被禁用于妊娠或任何有怀孕想法的女性。既往研究认为，甲氨蝶呤可以大大增加自发性流产的风险。长期口服甲氨蝶呤的患者，在妊娠前 3 个月，可发生流产、生长迟缓、死胎和先天性畸形，包括颅面畸形、肢体缺损和中枢神经系统异常等。因此，对有妊娠计划的 IBD 患者（包括男性），建议妊娠前至少停用甲氨蝶呤 3 ～ 6 个月，将致畸风险降到最低。如在使用甲氨蝶呤期间意外妊娠并希望继续妊娠者，应立即停用甲氨蝶呤并补充大剂量叶酸以降低甲氨蝶呤相关不良反应的风险，并同时转诊产科进行咨询和随访。

2. 沙利度胺　沙利度胺对人与动物的一般毒性极低，但是对胎儿具有很强烈的致畸作用，对人胚胎的致畸剂量为 1mg/kg 体重，文献报道它与胎儿四肢、耳、眼和神经管缺陷有关。近期也有研究报道，沙利度胺是育龄期女性 IBD 患者发生卵巢储备功能下降的独立危险因素，但停药后可逆转。因此，目前建议妊娠前应停用沙利度胺 6 个月以上（包括男性）。

3. 硫唑嘌呤　美国和欧洲联合进行的临床研究发现，69 例口服硫唑嘌呤（AZA）的妊娠 CD 患者中 17 人分娩有 1 个健康婴儿，19 人拥有 2 个健康孩子，

AZA 服药期间，生育 3 个或更多孩子的有 33 例。有对照研究和 Meta 分析显示，妊娠期继续服用硫嘌呤类药物的患者与未用该类药物的患者比较，胎儿的先天畸形风险未增加，但早产风险可能会增加，因此对于采用硫嘌呤类维持缓解的 IBD 患者，妊娠期可继续口服该类药物。

五、肿瘤坏死因子 -α 抑制剂

肿瘤坏死因子 -α（TNF-α）是 IBD 发病过程中重要的炎症因子，目前将 TNF 作为一个靶点开发单抗用于 IBD 的治疗，临床常用的有英夫利西单抗、阿达木单抗等。有研究表明，TNF-α 没有母体毒性、胚胎毒性和致畸性，安全有效。因此目前指南认为采用抗 TNF-α 单克隆抗体维持缓解的 IBD 患者，妊娠期可继续维持该药治疗。对于抗 TNF-α 与免疫抑制剂联合治疗的患者，建议妊娠期根据患者的个体情况转换为单药治疗。抗 TNF-α 药物作为 IgG1 型抗体，由于妊娠晚期药物胎盘通过率增高，所以应当避免妊娠晚期使用抗 TNF-α 药物。因此，对于 IBD 复发风险较低的妊娠女性，建议妊娠 22～24 周应用最后一次抗 TNF-α 治疗；对于停药后不能维持缓解的妊娠患者，必要时考虑在 30～32 周末次使用，并于产后重新开始使用。

六、抗整合素 α4β7 单克隆抗体

目前在妊娠期应用抗整合素 α4β7 单克隆抗体的证据尚不足，因此使用前应充分权衡女性妊娠患者的获益风险比再考虑使用。维多珠单克隆抗体（vedolizumab，VDZ）是抗整合素 α4β7 的 IgG1 型人源化单克隆抗体，理论上该药物可通过胎盘，目前对妊娠和胎儿影响的证据报道尚少，仅有小样本临床数据，未提示 VDZ 对妊娠和胎儿存在严重的安全性问题，但仍需进一步研究。

七、抗生素

IBD 患者出现感染时通常需要使用抗生素。甲硝唑及喹诺酮类药物在治疗 IBD 合并活动性肛周病变时应用广泛。但目前研究认为妊娠第 2～3 个月暴露于甲硝唑的胎儿会出现唇裂；而服用氟喹诺酮类药物如环丙沙星等，会增加骨骼肌肉系统的异常，往往会引起儿童的关节病变。因此，建议妊娠早期应当避免使用甲硝唑，同时妊娠期避免使用喹诺酮类药物。对于妊娠期 CD 合并肛周病变的患者如果必须应用抗生素，建议与产科、药剂科共同协商，选择适当的抗生素治疗。

第二节　妊娠期炎症性肠病手术治疗和影像、内镜评估

一、手术治疗

妊娠期静脉血栓栓塞风险可增高 4～6 倍，且产后 6 周内的发生风险最高。妊娠期 IBD 住院患者需要评估静脉血栓栓塞的发生风险。如果妊娠期出现因病情活动住院治疗、计划性剖宫产或存在其他血栓栓塞高危因素，建议考虑采用低分子肝素进行预防性抗凝治疗。《中国住院炎症性肠病患者静脉血栓栓塞症防治的专家共识意见》推荐行剖宫产的妊娠 IBD 患者住院期间使用抗凝药物预防 VTE，产后出血者慎用。

据报道，10%～20% 的 UC 患者一生中可能因并发症等原因需要行结肠切除术，其中 CD 患者需要手术者更多，甚至有些患者可能需要多次手术。妊娠期 IBD 患者如需要急诊手术控制 IBD 病情，不能单纯地考虑妊娠而延误手术。其实，妊娠期 IBD 手术指征与非妊娠期相同。有急诊手术指征时，不论妊娠处在何阶段，都需尽早手术。其中，择期手术治疗的患者应当尽量避免妊娠早期和晚期，降低流产和早产风险。而对于重度活动性 UC 药物治疗无效的患者，妊娠期可根据患者的具体情况选择临时回肠造口，并根据子宫的大小、结肠病变程度等具体情况选择适宜的方案处理结肠，避免术后并发症发生风险。

二、影像和内镜评估

对于疑诊 IBD 或 IBD 病情复发的患者，病情评估的影像检查手段首选肠道超声或无钆对比剂的磁共振成像检查。在妊娠中晚期，由于胎儿可影响肠道超声观察，建议考虑行 MRI 检查；如确实需要行 CT 检查，也应当充分权衡利弊后决定。女性妊娠 IBD 患者应尽可能减少与放射线接触。接触静电磁场、射频脉冲的组织热效应和高噪声水平对胎儿的影响尚不完全确定。在动物研究中发现，使用钆作为对比对比剂可能对妊娠产生不良预后。因此，建议在妊娠期尤其是妊娠早期尽量避免使用钆对比剂。如妊娠期间充分权衡利弊确实需要行 CT 检查，国外相关共识建议累积放射剂量低于 100mGy，单次检查放射剂量不超过 50mGy。

妊娠期疑诊 IBD 或 IBD 病情复发患者，如病情评估确实需要，可进行结肠镜检查，首选乙状结肠镜检查，必要时可考虑全结肠镜检查。但目前建议尽可能在妊娠中期进行。具体操作需要有经验的内镜医师，妊娠患者尽量避免仰卧，宜采取左侧卧位，且尽量缩短检查时间。注意，不应因为妊娠而拖延和拒绝行结肠镜检查，从而延误诊断和治疗。

第十二章 随 访

随访主要针对疑似或者确诊的 IBD 患者。对随访的 IBD 患者分别进行电话随访和内镜检查，在获得其知情同意后记录内镜结果和一般情况。

一、随访的建议和注意事项

（一）随访频率

患者在接受治疗期间，应每 3 个月至少回诊一次，以便医生评估治疗效果并确保患者合理使用药物。

（二）询问症状

医生应询问患者最近的症状，包括腹泻、腹痛、便秘、疲劳、食欲缺乏等，并记录下来。这些信息有助于医生评估疾病活动程度，并根据需要进行相应的治疗调整。

（三）检查实验室指标

医生应定期检查患者的血常规、肝功能、肾功能、电解质、炎症标志物等指标，以评估患者的疾病活动程度和药物治疗的安全性。

（四）调整治疗方案

根据随访结果，医生应及时调整治疗方案，包括更换或增加药物，以提高治疗效果并降低药物副作用。

（五）建议生活方式改变

医生可以向患者提供一些生活方式上的建议，如饮食调整、适当运动、减轻压力等，以有助于改善患者的疾病状况。

二、内镜随访

消化内镜检查对于 IBD 疗效评估和疾病活动度监测具有重要作用。通过消化内镜检查及黏膜活检标本病理学检查能够了解 IBD 经过治疗后消化道溃疡是否达到内镜下黏膜溃疡愈合及黏膜炎症是否完全消退。目前对 IBD 治疗后应答良好的基本标准是内镜缓解。UC 内镜随访的时间节点为：诱导期应在第 3～4 个月做内镜复查；维持早期应在第 6～12 个月做内镜复查；长期维持稳定期应每 12～24 个月做内镜复查。而 CD 的治疗后随访则根据患者的亚型选择复查时间，伴上消化道病变者、激素－免疫抑制剂治疗者、生物制剂治疗者的随访时间均有不同。

（一）针对初发病例的随访

对于初发的病例一定要进行严格的排除性诊断，如最初不能区别是 IBD 还是感染性肠病时，应先进行抗感染治疗后，再进行内镜随访，以进一步明确诊断，如为感染性肠病，经抗感染治疗，结肠黏膜可在短期内（2 周左右）明显好转或愈合；如为 IBD 合并感染，抗感染治疗 2 周后，结肠黏膜病变有好转，但 IBD 的黏膜表现仍存在。如为肠道结核，则需要抗结核治疗 3 个月左右，结肠黏膜才会有明显的好转或愈合，病情严重者，需要的时间更长。初步诊断为 IBD 的患者，在抗感染治疗 2～3 个月结肠病变明显加重者，应警惕是否合并结核杆菌或真菌感染或有恶性溃疡可能。

（二）针对结肠癌变的监测

结肠型 UC 和 CD 患者的结肠癌变风险增加，特别是病变广泛者、儿童期发病者、病情长年反复或持续者、长期应用 SASP 或免疫抑制剂治疗者，均应密切进行内镜监测。在内镜随访的过程中，一旦发现上皮细胞有中重度不典型增生、腺瘤性息肉，应尽早在内镜下进行治疗，并要缩短内镜的随访时间，在病变肠段进行多点活检，一旦发现癌变，尽早进行外科手术治疗（图 12-1）。

（三）针对缓解病例的随访

即使是完全缓解的病例，仍需要进行定期的内镜随访，因为炎症过后，黏膜的上皮细胞仍会发生变化，如息肉形成等，特别是在缓解的病例，短期内出现新的溃疡，并逐渐扩大者，应注意结肠癌发生的可能。

三、服药后随访

（一）美沙拉秦

美沙拉秦能够在患者疾病发展的活动期发挥一定疗效，美沙拉秦在临床中被划分到 5- 氨基水杨酸的控释剂型范围，该药物会在患者回肠末端与结肠部位发生作用，能够避免患者体内的前列腺素 E、过氧化物酶等物质向炎症灶迁移，促使氧自由基得到有效消除，从而取得较好的抗炎作用。炎症性肠病轻中度治疗以美沙拉秦为主，重度或急性暴发型治疗以激素及免疫抑制剂为主，用药后对患者免疫系统影响明显。

美沙拉秦 5- 氨基水杨酸成分对白三烯、血小板活动因子等激发结肠黏膜炎症介质合成抑制作用明显，用于炎症性肠病治疗中，可以控制炎症。长期服用美沙拉秦的不良反应包括：腹泻、腹痛、恶心和呕吐、头痛、过敏反应、急性胰腺炎、肝炎、肾病综合征、血液病（包括粒细胞缺乏、再生障碍性贫血、白细胞减少）、发热等。所以，在服用美沙拉秦时，应在服药1个月后复查血常规、尿常规及肝肾功能；6个月后，血常规检查间隔时间可视情况适当延长，但不能停止。如有异常需对治疗方案进行及时调整。

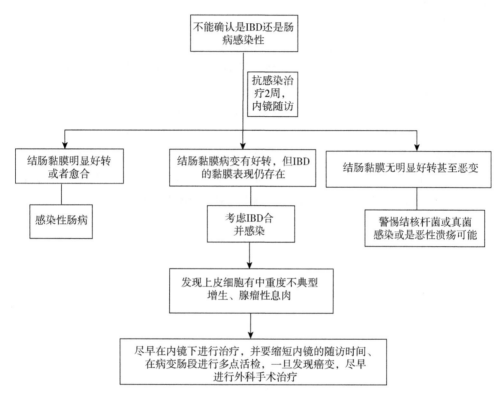

图 12-1　炎症性肠病的内镜诊疗随访

（二）硫唑嘌呤

为了控制病情发展，临床常采用硫唑嘌呤片口服治疗。硫唑嘌呤片经人体吸收后可均匀分布于全身各器官和组织，同时在嘌呤氧化酶的作用下转化为6-巯基嘌呤，进而转变成6-巯基嘌呤核苷酸，该物质能够抑制DNA合成，从而抑制免疫细胞活化，避免炎症因子大量释放。英夫利西单抗（IFX）能够与可溶性肿瘤坏死因子（TNF）结合，降低TNF与其受体的结合率，从而阻断其生物学活性，使其丧失促炎效果；同时IFX对肠黏膜内T细胞促凋亡基因的转录具有调节作用，能够诱导T细胞和巨噬细胞凋亡，避免大量免疫细胞激活加重炎症反应，从而进一步改善炎症反应因子水平。

根据相关研究，AZA相关不良反应发生率为24.6%。不良反应主要包括白细胞减少症、肝功能异常、流感样症状、消化道症状、急性胰腺炎及脱发等。因此，服药期间应全程监测，定期随诊。用药第一个月，每周复查一次血常规；第2～3个月，每2周复查一次血常规；之后6个月，每月复查血常规；再6个月后，血常规检查间隔时间可视情况适当延长，但不能停止。前3个月，每月还需要复查肝功能，之后根据情况复查。

（三）生物制剂

用于IBD治疗的生物制剂和小分子药物主要包括抗TNF抗体、抗整合素抗体、JAK抑制剂和S1P受体调节剂。目前，我国常用的抗TNF-α单抗包括英夫利西单抗和阿达木单抗，临床应用的抗TNF-α制剂均通过静脉或皮下给药，输注或注射反应及全身副作用风险较高。托法替布是一种口服非选择性JAK抑制剂，有临床前研究表明，托法替布在多种炎症模型中表现出剂量依赖性的治疗效果。Ozanimod是一种新型的口服选择性S1P1和S1P5受体调节剂，通过直接与S1P受体结合发挥作用，是目前唯一一种被FDA批准用于成年中重度活动性UC患者诱导缓解和维持缓解的S1P受体调节剂。

参考文献

北京中医药学会脾胃病专业委员会，2018. 参苓白术散和补中益气方临床应用专家共识意见. 北京中医药，37（7）：590-597.

丁晓茜，杨子荣，2021. 基于心理干预视角的炎症性肠病诊疗研究. 胃肠病学和肝病学杂志，30（3）：253-258.

方海明，付莲，2018. 粪菌移植治疗炎症性肠病新进展. 中华炎性肠病杂志（中英文），2（2）：127-130.

葛均波，徐永健，王辰，等，2018. 内科学. 9版. 北京：人民卫生出版社.

国家药典委员会，2020. 中华人民共和国药典. 北京：中国医药科技出版社.

国家药典委员会，2015. 中华人民共和国药典　临床用药须知：中药成方制剂卷. 北京：中国医药科技出版社.

姜支农，石雪迎，周炜洵，等，2019. 活检标本炎症性肠病规范化病理诊断建议. 中华病理学杂志，48（2）：81-86.

李美香，2020. 溃疡性结肠炎护理中精细化护理模式的应用效果分析. 医学理论与实践，33（16）：2738-2739.

李明松，石汉平，杨桦，2021. 中国炎症性肠病饮食管理专家建议. 中华消化病与影像杂志（电子版），11（3）：97-105.

李宁，田宏亮，2017. 菌群移植在肠道微生态相关疾病中的研究进展与思考. 中华胃肠外科杂志，20（10）：1104-1108.

李倩倩，崔伯塔，张发明，2019. 全球菌群移植现状及趋势. 中华炎性肠病杂志（中英文），3（3）：208-212.

梁洁，周禾，杨红，等，2021. 炎症性肠病多学科团队诊疗模式的共识意见. 中华炎性肠病杂志（中英文），5（4）：276-283.

刘鸣，刘香，王子烨，等. 内窥镜检查在克罗恩病诊治中的应用及克罗恩病活动性分级. 现代医学与健康研究，6（23）:29-32.

乔馨瑶，马亚，石磊，2021. 关于欧洲和中国的炎症性肠病营养治疗指南或共识的比较分析. 中华炎性肠病杂志（中英文），5（1）：96-99.

孙佳锐，李毅，龚剑峰，等，2019. 肠外营养治疗炎症性肠病的研究进展. 中华炎性肠病杂志，3（1）：93-95.

夏冰，邓长生，吴开春，等，2006. 炎症性肠病学. 2版. 北京：人民卫生出版社.

杨荟平，王志青，刘乐，等，2022. 炎症性肠病中应用益生菌的临床疗效与潜在风险. 中华炎性肠病杂志（中英文），6（2）：155-160.

杨子荣，丁晓茜，于庆功，2020. 微生物 - 肠道 - 大脑轴在炎症性肠病中的研究. 胃肠病学和肝病学杂志，29（9）：969-974.

尤黎明，吴瑛，2022. 内科护理学. 7 版. 北京：人民卫生出版社.

张玮琳，贺程程，青青，等，2024. 选择性白细胞吸附在炎症性肠病中的临床应用. 中华消化杂志，44（1）:62-64.

中国炎症性肠病诊疗质控评估中心，中华医学会消化病学分会炎症性肠病学组，2021. 生物制剂治疗炎症性肠病专家建议意见. 中华消化杂志，41（6）：366-378.

中国炎症性肠病诊疗质控评估中心，中华医学会消化病学分会炎症性肠病学组，中华医学会超声分会腹部超声学组，2024. 中国炎症性肠病肠道超声检查及报告规范专家指导意见. 中华炎性肠病杂志（中英文），8（2）：109-115.

中国中西医结合学会，2023. 溃疡性结肠炎中西医结合诊疗专家共识. 中国中西医结合杂志，43（1）：5-11.

中华医学会消化病学分会炎症性肠病学组，2018. 中国住院炎症性肠病患者静脉血栓栓塞症防治的专家共识意见. 中华炎性肠病杂志，2（2）：75-82.

中华医学会消化病学分会炎症性肠病学组，2017. 炎症性肠病合并机会性感染专家共识意见. 中华消化杂志，37（4）：217-226.

中华医学会消化病学分会炎症性肠病学组，2018. 中国炎症性肠病治疗药物监测专家共识意见. 中华消化杂志，38（11）：721-726.

中华医学会消化病学分会炎症性肠病学组，2018. 炎症性肠病诊断与治疗的共识意见. 中华消化杂志，38（5）：292-311.

中华医学会消化病学分会炎症性肠病学组，2019. 炎症性肠病妊娠期管理的专家共识意见. 协和医学杂志，10（5）：465-475.

中华医学会消化病学分会炎症性肠病学组，2020. 炎症性肠病外科治疗专家共识. 中华炎性肠病杂志，4（3）：180-199.

中华医学会消化病学分会炎症性肠病学组，2020. 中国消化内镜技术诊断与治疗炎症性肠病的专家指导意见. 中华炎性肠病杂志，4（4）：283-291.

中华医学会消化病学分会炎症性肠病学组，中国炎症性肠病诊疗质量控制评估中心，2024. 中国克罗恩病诊治指南（2023 年·广州）. 中华消化杂志，44（2）：100-132.

中华医学会消化病学分会炎症性肠病学组，中国炎症性肠病诊疗质量控制评估中心，2024. 中国溃疡性结肠炎诊治指南（2023 年·西安）. 中华消化杂志，44（2）：73-99.

中华医学会消化病学分会炎症性肠病学组，中华医学会肠外与肠内营养学分会胃肠病与营养协作组，2018. 炎症性肠病营养支持治疗专家共识（第二版）. 中华炎性肠病杂志，2（3）：154-172.

中华中医药学会脾胃病分会，2017. 溃疡性结肠炎中医诊疗专家共识意见（2017）. 中华中医药杂志（原中国医药学报），32（8）：3585-3589.

钟英奎，郅敏，2022. 炎症性肠病患者疫苗接种总体策略和注意事项. 胃肠病学和肝病学杂志，31（4）：366-371.

周雪婷，李俊，毛蕾，等，2020. 白细胞吸附疗法在炎症性肠病中的应用进展. 胃肠病学和肝病学杂志，29（1）：99-103.

朱秀琴，张素，王霞，2022. 成人活动期炎症性肠病护理专家共识. 护理学杂志，37（8）：1-6.

Bischoff SC，Bager P，Escher J，et al, 2023. ESPEN guideline on clinical nutrition in inflammatory bowel disease. Clin Nutr，42（3）:352-379.

Hashash JG, Elkins J, Lewis JD, et al, 2024. AGA clinical practice update on diet and nutritional therapies in patients with inflammatory bowel disease: expert review. Gastroenterology, 166(3): 521-532.

Liu HX，Li J，Yuan JX，et al, 2023.Fecal microbiota transplantation as a therapy for treating ulcerative colitis: an overview of systematic reviews. BMC Microbiol, 23（1）:371.

Ng SC，Shi HY，Hamidi N，et al, 2017. Worldwide incidence and prevalence of inflammatory bowel disease in the 21st century: a systematic review of population-based studies. Lancet，390（10114）:2769-2778.

Ran ZH，Wu KC, Matsuoka K, et al, 2021. Asian Organization for Crohn's and Colitis and Asia Pacific Association of Gastroenterology practice recommendations for medical management and monitoring of inflammatory bowel disease in Asia. J Gastroenterol Hepatol，36（3）：637-645.

Shouval DS，Rufo PA，2017. The role of environmental factors in the pathogenesis of inflammatory bowel diseases: a review. JAMA Pediatr，171（10）：999-1005.